TUJIE YAOWU YANGSHENG DAQUAN

200余种药材详解略说，是您防病治病的知音益友
1000余种良方妙方，让您小病轻松一扫光
200余种药膳，给您保健强身的饮食指导

图解

药物养生大全

编著 ◉ 焦明耀 李菲

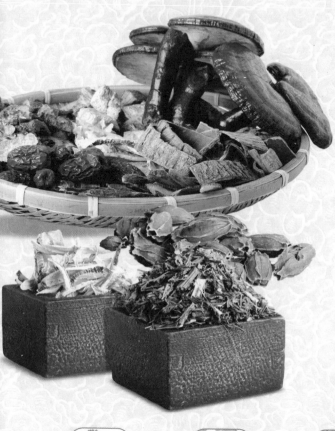

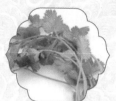

芫荽
发汗透疹·消食下气
醒脾和中

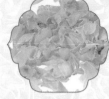

百合
润肺止咳·宁心安神

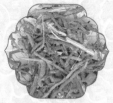

茜草
凉血止血·行血祛瘀

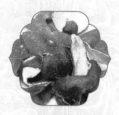

青皮
疏肝破气·消积化滞

寓药于食，既可防病治病，保健强身，又可养颜美容、延年益寿，所谓良药不苦口，食之味美，观之形美，效在饱腹之后，益在享乐之中。

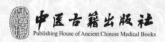

中医古籍出版社
Publishing House of Ancient Chinese Medical Books

图书在版编目（CIP）数据

图解药物养生大全 / 焦明耀，李菲编著 . -- 北京：中医古籍出版社，2018.1

ISBN 978-7-5152-1645-4

Ⅰ．①图… Ⅱ．①焦… ②李… Ⅲ．①食物疗法－图解 Ⅳ．① R247.1-64

中国版本图书馆 CIP 数据核字（2018）第 017184 号

图解药物养生大全

编　　著：	焦明耀　李菲
责任编辑：	于峥
出版发行：	中医古籍出版社
社　　址：	北京市东直门内南小街 16 号（100700）
印　　刷：	北京彩虹伟业印刷有限公司
发　　行：	全国新华书店发行
开　　本：	710mm×1000mm　1/16
印　　张：	15
字　　数：	280 千字
版　　次：	2018 年 1 月第 1 版　2018 年 1 月第 1 次印刷
书　　号：	ISBN 978-7-5152-1645-4
定　　价：	48.00 元

前言

中国医药学已有几千年的历史，是中国人民长期同疾病做斗争的极为丰富的经验总结，对于中华民族的繁荣昌盛有着巨大的贡献。随着国家对中医中药的重视和人们对健康的关注，中医中药不再只是医生手中救死扶伤的工具，它更多地走进普通百姓家，人们越来越多地渴望了解准确而更方便应用的中医药防治疾病、养生保健的知识。

本书精心挑选了既能治病又能保健的药物近 200 种，每例都详细介绍了其性味归经、功效主治、临床应用、处方用名、用法用量、经典古方、药典论述，尤其是给出了简单易做的养生药膳，无论是用中药泡茶、煲汤、煮粥，还是炖菜，都能找到详尽方法和作用。为了便于读者查阅和选择，我们根据药物特性，将所列举的保健药物分门别类，全书共设解表药、清热药、泻下药、利水渗湿药、化湿药、祛风湿药、理气药、活血祛瘀药、止血药、消食药、祛寒药、化痰止咳平喘药、平肝息风药、安神药、补虚药、收敛药共 16 章，每种药材和药膳都配有精美的图片。

在本书编写过程之中，借鉴了很多学者的研究成果，吸收了他们的好方法，在此一并表示感谢。由于编者水平所限，难于避免各种表述不当的错误。因此，希望广大读者提出宝贵意见，以便再版时修改和补充。

编　者

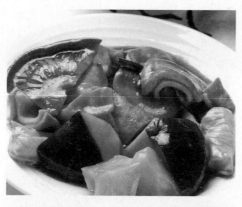

目录

CONCENT

第一章 补虚药

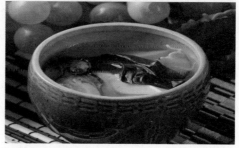

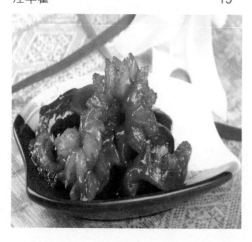

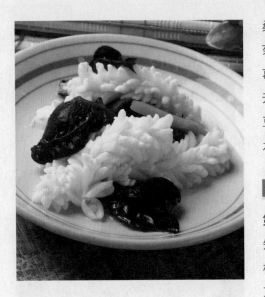

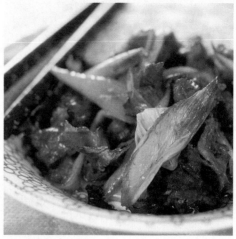

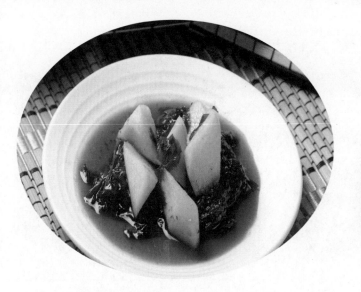

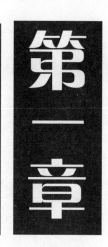

补虚药

第一章

凡具有补虚扶弱作用，功能治疗人体虚损不足的药物，称为补虚药。又可叫作补益药。

补虚药在临床应用主要用于两个方面，一个方面是增强机体的抗病能力，可配合祛邪的药物，用于邪盛正虚的病人，以达到扶正祛邪的目的，从而战胜疾病；另一个方面是用于人病体虚的病人，能增强体质，消除衰弱的症状，辅助机体的康复能力，使之能早日恢复健康，重新走上工作岗位，从事生产劳动。因此，补虚药在临床上的应用，是具有积极意义的，而绝不是消极地用于"延年益寿"，对于在身体健康、机体活动能力正常的情况之下，就不须服用这类药物。

补虚药主要用于虚症。所谓虚症，一般说来，有气虚、阳虚、血虚、阴虚等不同类型。补虚药根据它的功效及应用范围，一般也分为补气药、助阳药、养血药、滋阴药等。

在临床上用药，主要根据虚症的不同类型而予以不同的补虚药，如气虚补气，阳虚助阳，血虚养血，阴虚滋阴。但阳虚的，每多包括气虚；而气虚的，常易导致阳虚。气虚和阳虚是表示机体活动能力的衰退。阴虚的每兼血虚；而血虚的，常易导致阴虚。血虚和阴虚是表示体内津液的损耗。这说明人体气血阴阳有着相互依存的关系。因此，益气和助阳，养血和滋阴，又往往相须为用。并且某些补气药兼有温补助阳的作用，而补血药大多也有滋阴的功能，所以在临床上遇到阳虚的病症时，往往用助阳药兼用补气药；遇见阴虚的病症，也常常滋阴药与养血药同用。更有气血两亏，阴阳俱虚，则补虚药的使用，更须兼筹并顾，灵活掌握，用气血并补或阴阳两补的方法。

此外，补虚药对实邪未尽的病人，应予慎用，以免病邪留滞。

第一节 补气药

补气药，又称益气药，就是能治疗气虚病症的药物。具有补肺气、益脾气的功效，适用于肺气虚及脾气虚等病症。

脾为后天之本，生化之源，脾气虚则神疲倦怠，大便泄泻，食欲不振，脘腹虚胀，甚至浮肿、脱肛等症；肺主一身之气，肺气不足，则少气懒言，动作喘乏，易出虚汗。凡呈现以上症候，都可用补气药来治疗。

补气药又常用于血虚的病症，因为气旺可以生血。尤其在大失血时，必须运用补气药，因为"有形之血，不能速生；无形之气，所当速固"。所以，临床上有"血脱益气"的治法。

补气药如应用不当，有时也会引起胸闷腹胀、食欲减退等症，必须注意。

○ 人参

【科属与药用部分】

本品为五加科植物人参的根。

【性味与归经】

甘，平。入脾、肺经。

【功效】

大补元气，补肺益脾，生津，安神。

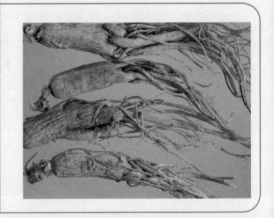

人参能大补元气、生津、安神，既能用于久病气虚，又可用于急救虚脱，故为补虚扶正的要药。如妇女崩漏失血过多，头晕腰瘦，消瘦虚弱，用之能补气益血，易于康复；又如年老体衰，在劳累过度之后，即感不思饮食，睡眠不安，心悸乏力，似患重病，用之能益气补脾，宁心安神，增进饮食，恢复体力。根据实践体会，功用确属显著。在临床上如遇气虚而兼有津液不足现象者，可用山参；如属气虚而兼有肢冷畏寒、阳虚症状者，可用红参。至于参的小枝及参须，虽作用较弱而价较廉，功效也颇可靠。

本品补气作用较强，一般不用于实证，如外感初起，或里热炽盛，或肝阳上亢，以及湿阻、食滞等引起的胸闷腹胀、便溏泄泻等症，都应忌用。如体质壮实之火，并无虚弱现象，则不必再进服补药，妄用本品，如误用或多用，往往反而导致闭气，而出现胸闷腹胀等症。此外，一般认为服用人参时，不可同时服食萝卜、茶叶等食物。

◎ 临床应用

1. 用于气虚欲脱、脉微细等症。

人参功能大补元气，所以常用以挽救气虚欲脱之症。临床上如遇气息短促、汗出肢冷、脉微细，或大量失血引起的虚脱等危急的症候，可单用一味人参煎服，以补气固脱。如阳气衰微，又可与附子等同用，以益气回阳。

2. 用于肺虚气喘。

肺气虚则呼吸短促、行动乏力、动辄气喘。本品能补肺气，可用于肺虚气喘，常与蛤蚧、胡桃肉等同用。

3. 用于脾胃虚弱、倦怠乏力、食欲不振、胸腹胀满，以及久泻脱肛等症。

人参能鼓舞脾胃的元气，对于脾胃虚弱之症，也用为要药。用于倦怠乏力，气虚脱肛等症，常与黄芪、白术等配伍；用于纳呆、腹胀、泄泻等症属于脾虚的，可与白术、茯苓、山药、莲肉、砂仁等配伍同用。

4. 用于消渴，热病耗伤津液等症。

人参能生津止渴，故可与生地、天花粉配伍，用于消渴；如高热大汗后，气伤液耗而见身热口渴者，还可与清热泻火药如石膏、知母等同用，这是取它的益气生津作用；如属热伤气阴，口渴汗多，气虚

脉弱者，又可用本品与麦冬、五味子相配伍，以达益气养阴而敛汗之功。

5. 用于神志不安、心悸怔忡、失眠等症。

人参功能益心气、安心神，凡心悸怔忡、失眠健忘等属于气血两亏、心神不安之症，往往用为要药，常与养血安神药如酸枣仁、桂圆肉、当归等同用。

此外，人参与祛邪之药同用，可用于邪未清而正气已虚的病症，以起到扶正祛邪的功效。

◎ 处方用名

野山人参、野山参、吉林参、移山参、生晒参、红参、石柱参、别直参、朝鲜参。

◎ 用法用量

内服：煎汤，3～10克，大剂量10～30克，宜另煎兑入；或研末，1～2克；或敷膏；或泡酒；或入丸、散。

◎ 名方良方

治阳虚气喘，自汗盗汗，气短头晕：人参15克，熟附子30克。上药分为4剂，每剂入生姜10片，加水400毫升，煎取200毫升，饭后两三个小时温服。本方出

自《济生方》。

治消渴引饮无度：人参、瓜蒌根等份，研捣为末，炼蜜为丸，如梧桐子大。每次服 30 丸，麦冬汤送下。本方名为玉壶丸，出自《仁斋直指方》。

治霍乱心烦躁：桂心（末）0.6 克，人参（去芦头）7.5 克。上药加水 300 毫升，煎至 200 毫升，去渣，分 2 次温服。本方出自《圣惠方》。

◎ 药典论述

《本经》："补五脏，安精神，……止惊悸，除邪气，明目。"

《本草纲目》："治男妇一切虚证。"

◎ 养生药膳

⊙ 人参气锅乳鸽

配　方：人参 1 根，薏米 20 克，淮山药 20 克，乳鸽 1 只。

制　作：人参切成片，鸽子宰杀去内脏洗净，与淮山药、薏米一起放进汽锅里，葱、姜、盐等调好口味，加入清水，盖上盖，上笼蒸 45 分钟即可。

功　效：益气补血，宁心安神。

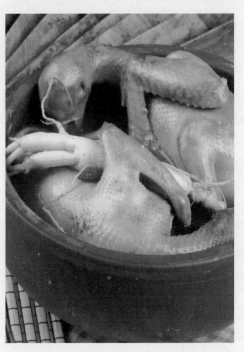

○ 党参

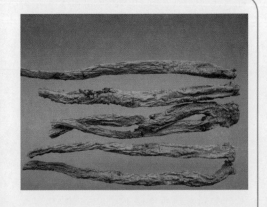

【科属与药用部分】

本品为桔梗科植物党参或川党参的根。

【性味与归经】

甘，平。入脾、肺经。

【功效】

补中益气。

党参既可补脾胃而益肺气，又能益气以补血，主要用于脾胃虚弱及气血两亏等症。又可用于虚实相兼之症，如虚火外感，可与解表药同用；体虚里实，可与攻下药配伍，都是用以扶正祛邪。

党参的补气作用，与人参相似，但功力较弱；不过本品产量较人参为多，价亦较廉，故在一般补益剂中多用党参；但是如遇虚脱危重之症，急需补气固脱，因党参力薄，当用人参为宜。

◎ 临床应用

用于气虚不足，倦怠乏力，气急喘促，脾虚食少，面目浮肿，久泻脱肛等症。

本品为临床常用的补气药，功能补脾益肺，效近人参而为较弱，适用于各种气虚不足的病症，在临床上常与黄芪、白术、山药等配伍应用；如血虚萎黄及慢性出血疾患引起的气血两亏的病症，本品又可配补血药如熟地、当归等同用。

◎ 处方用名

党参、潞党参、台党参（洗净，晒干，切片用）、炒党参（麸皮拌炒至微黄色，药性和润，健脾力佳）。

◎ 用法用量

内服：煎汤，6～15克；或熬膏、入丸、散。生津、养血宜生用；补脾益肺宜炙用。

◎ 名方良方

治服寒凉峻剂，以致损伤脾胃，口舌生疮；党参（焙）、黄芪（炙）各6克，茯苓3克，甘草（生）1.5克，白芍2.1克。上药水煎，温服。本方名为参芪安胃散，出自《喉科紫珍集》。

治小儿口疮：党参30克，黄柏15克。上药共为细末，吹撒患处。本方出自《青海省中医验方汇编》。

◎ 药典论述

《本草从新》："主补中益气，和脾胃，除烦渴，中气微弱，用以调补，甚为平安。"

《本草正义》："力能补脾养胃，润肺生津，健运中气，本与人参不甚相远，其尤可贵者，则健脾运而不燥，滋胃阴而不湿，润肺而不犯寒凉，并血而不偏滋腻，麸舞清阳，振动中气，而无刚燥之弊。"

◎ 养生药膳

⊙ 党参黄花山药粥

配　方：党参10克，黄花40克，山药、糯米各50克。

制　作：党参切片，黄花洗净，山药

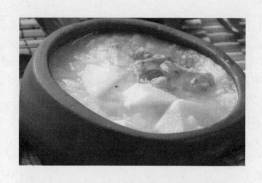

洗净切丁。砂锅中放糯米和水、山药丁、党参、黄花一起煲制30分钟即可。

功　效：补中益气，升阳固表。

○ 黄芪

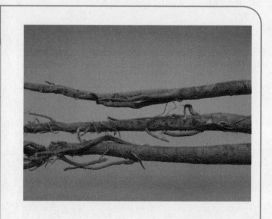

【科属与药用部分】

本品为豆科植物内蒙黄芪、膜荚黄芪或其他同属相近种植物的根。

【性味与归经】

甘，微温。入脾、肺经。

【功效】

补气升阳，固表止汗，托疮生肌，利水退肿。

黄芪一药，原名黄耆，始载于《本经》，是一味临床常用药物。黄芪具有下列特点，它不仅常与补养药同用以益气补虚，且常与祛邪药同用以扶正祛邪。在益气补虚方面，如配人参，则大补元气；配附子，则补气助阳；配白术，则益气补脾；配当归，则补气生血；配参、术、升、柴，则补气升阳。在扶正祛邪方面，如在玉屏风散中配白术、防风，则补散兼施、固表止汗，治卫虚自汗，易感风寒；在四妙汤中配当归、银花、甘草，则内补托毒，治体虚痈疮疖肿难愈者；在防己茯苓汤中配茯苓、防己、桂枝、甘草，则益气运阳而利水，治皮水肢肿；在补阳还五汤中配归、芎、赤芍、桃仁、红花、地龙，则益气活血、散瘀通络，治半身不遂。诸如此类，可见它临床应用的范围至为广泛。

本品与人参、党参相比较，人参的补气作用较强，且能生津、安神；党参功专补肺脾而益气；黄芪的补气作用不及人参，但益气升阳，固表内托，且能利水退肿的作用则为人参、党参所不具。黄芪为补气扶阳的药物，故凡气滞湿阻、食滞胸闷、热毒疮疡、表实邪盛及阴虚阳亢等症，不宜应用。

◎ 临床应用

1. 用于气虚衰弱，倦怠乏力，或中气下陷、脱肛、子宫脱垂等症。

黄芪健脾益气，且具升阳举陷的功效，故可用于气虚乏力及中气下陷等症。在临床上用于补气健脾，常与党参、白术等配伍；用于益气升阳而举陷，常与党参、升麻、柴胡、炙甘草等合用。

2. 用于表虚不固的自汗症。

黄芪功能固护卫阳、实表止汗。用于表虚自汗，常与麻黄根、浮小麦、牡蛎等配伍；如表虚易感风寒者，可与防风、白术同用。

3. 用于气血不足、疮疡内陷、脓成不溃或久溃不敛者。

黄芪能温养脾胃而生肌，补益元气而托疮，故一般称为疮痈要药，临床上多用于气血不足、疮痈内陷、脓成不溃、或溃破后久不收口等症。如用于疮疡内陷或久溃不敛，可与党参、肉桂、当归等配伍；用于脓成不溃，可与当归、银花、白芷、穿山甲、皂角刺等同用。

4. 用于水肿、脚气、面目浮肿等症。

黄芪能益气而健脾，运阳而利水，故可用于水肿而兼有气虚症状者，多配合白术、茯苓等同用。

此外，本品又可与活血祛瘀通络药如当归、白芍、桃仁、红花、地龙等配伍，用于中风偏枯、半身不遂之症，有益气活血、通络利痹的功效。对于消渴病症，也可应用，常与生地、麦冬、天花粉、山药等配伍。

◎ 处方用名

生黄芪、绵黄芪、北口芪（生用，多用于固表、托疮、利水、利痹等）、炙黄芪（蜜炙用，用于补气健脾）、清炙黄芪（用麸皮拌炒至微黄色，用于补气）。

◎ 用法用量

煎服，9 ~ 30克。蜜炙可增强其补中益气作用。

◎ 名方良方

治气虚白浊：黄芪（盐炒）15克，茯苓30克。上药为末。每服3克，白汤下。本方出自《经验良方》。

治气虚里寒，腹中拘急疼痛，喜温熨，自汗，脉虚：黄芪、白芍各15克，大枣10枚，桂枝、生姜、甘草各10克，饴糖50克。上药水煎取汁，入饴糖待溶化后饮用。本方名为黄芪建中汤，出自《金匮要略》。

◎ 药典论述

《大明本草》："助气，壮筋骨，长肉，补血……血崩，带下。"

《珍珠囊》："治虚劳自汗，补肺气……实皮毛，益胃气。"

◎ 养生药膳

⊙ 黄芪清汤鱼唇

配　方：黄芪 12 克，鱼唇 100 克，竹笋 50 克。

制　作：鱼唇改刀成块飞水备用，竹笋改刀成菱形块。黄芪入清汤加盐、味精同煮 10 分钟，下鱼唇、竹笋炖煨入味即可。

功　效：补气滋阴。

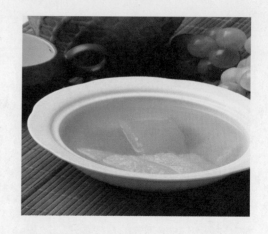

○ 白术

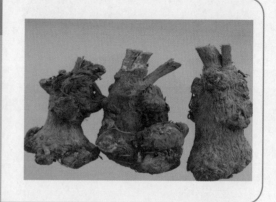

【科属与药用部分】

本品为菊科植物白术的根茎。

【性味与归经】

苦、甘，温。入脾、胃经。

【功效】

补脾燥湿，利水，止汗。

白术是一味培补脾胃的药物，它补气的作用较弱，但苦温燥湿，能补脾阳。因脾司运化，喜燥而恶湿，得阳始运，能升则健。如脾阳不振，运化失职，必致里湿不化，水湿停留，而发生痰饮、痞满、泄泻等病症，都可应用本品。至于胃阴不足，舌苔光剥，津液缺少，唇燥口干者，就不宜用性偏温燥的白术了。

◎ 临床应用

1. 用于脾胃虚弱，食少胀满，倦怠乏力，泄泻等症。

白术有补脾燥湿的作用，故可用于脾胃虚弱、食少倦怠及脾虚湿困、腹胀泄泻等症。补脾胃可与党参、甘草等配伍；消痞除胀可与枳壳等同用；健脾燥湿止泻可与陈皮、茯苓等同用。

2. 用于水湿停留、痰饮、水肿等症。

白术既能燥湿，又能利水，故可用于水湿内停之痰饮或水湿外溢之水肿。治寒饮可与茯苓、桂枝等配伍；治水肿常与茯苓皮、大腹皮等同用。

3. 用于表虚自汗。

本品与黄芪、浮小麦等同用，有固表止汗之功，可治表虚自汗。此外，本品又可用于安胎，治妊娠足肿、胎气不安等症，有内热者可与黄芩等配伍；腰酸者可与杜仲、桑寄生等同用。

◎ 处方用名

生白术（生用，燥湿、利水作用较好）、炒白术、焦白术（用麸皮炒黄用，减少燥性，功偏补脾）、制白术（蒸熟用，燥性减弱，用于补脾益气）。

◎ 用法用量

内服：煎汤，3～15克；或熬膏；或入丸、散。

◎ 名方良方

治心下坚，大如盘，边如旋盘，水饮所作枳实 7 枚，白术 60 克。上药加水 1000 毫升，煮取 600 毫升。每次服 200 毫升，温服。本

方名为枳术汤，出自《金匮要略》。

治脾虚泄泻：白术 30 克，芍药（冬月不用芍药，加肉豆蔻，泄者炒）15 克。上药为末，粥丸。本方名为白术丸，出自《丹溪心法》。

◎ 药典论述

《本经》："主风寒湿痹死肌，痉疸，止汗除热，消食。"

《别录》："消痰水，逐皮间风水结肿……暖胃消谷嗜食。"

◎ 养生药膳

⊙ 白术枸杞粥

配　方：白术 5 克，枸杞 10 粒，糯米 150 克。

制　作：白术用清水洗净备用，枸杞用清水泡软，糯米用清水洗净，一同放入锅中用武火烧开改文火，煲制 30 分钟即可食用。

功　效：健脾益气，滋阴补血，润肺止咳。

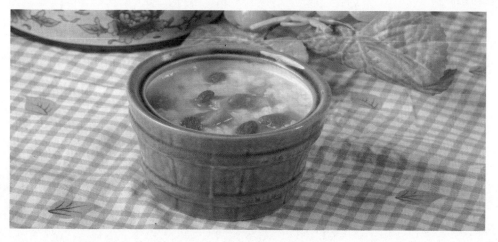

○ 山药

【科属与药用部分】

本品为薯蓣科植物山药的根茎。

【性味与归经】

甘，平。入肺、脾经。

【功效】

补脾胃，益肺肾。

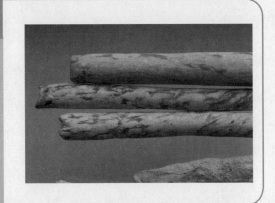

山药原名为薯蓣，补而不滞，不热不燥，能补脾气而益胃阴，故为培补脾胃、性质平和的药物。至于它补肺益肾的作用则较弱，一般只能作为辅助之品。

◎ 临床应用

1. 用于脾胃虚弱，食少体倦，泄泻，及妇女白带等症。

山药性平不燥，作用和缓，为一味平补脾胃的药品，故不论脾阳亏或胃阴虚，皆可应用。临床上用治食少倦怠或脾虚泄泻，常与党参、白术、扁豆等补脾胃之品配伍；治妇女白带，常与芡实、白术、茯苓等同用。

2. 用于肺虚久咳，肾虚梦遗精滑，小便频数等症。

山药益肺气，养肺阴，故可用于肺虚痰嗽久咳之症，如有肺阴不足症状者，可与沙参、麦冬等同用；本品又能益肾涩精，如肾亏遗精，则可与熟地、山萸肉、龙骨等配伍应用；如小便频数，则可配益智仁、桑螵蛸等同用。

此外，本品又适用于消渴，可与生地、黄芪等同用。

◎ 处方用名

山药、怀山药、淮山药（除去外皮，洗净，晒干，打碎用）。

◎ 用法用量

内服：煎汤，15～30克，大剂量60～250克；或入丸、散。外用：适量，捣敷。补阴，宜生用；健脾止泻，宜炒黄用。

◎ 名方良方

治脾胃虚弱，不思进饮食：山药、白术各30克，人参1克。上三味研为细末，与适量面粉同煮，制成小豆大小的药丸，备用。每服30丸，空腹以米汤送服。本方出自《圣济总录》。

治湿热腹泻：山药、苍术等份。饭丸，

米饮服。本方出自《濒湖经验方》。

◎ 药典论述

《大明本草》："主泄精，健忘。"

《本草纲目》："益肾气，健脾胃，止泻痢，化痰涎，润皮毛。"

◎ 养生药膳

⊙ 蓝莓拌鲜山药

配　方：山药 200 克，蓝莓酱 50 克。

制　作：山药去皮飞水至熟，冷水冲

凉调蓝莓酱拌匀即可。

功　效：补气健脾。

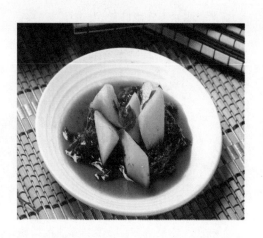

○ 白扁豆

【科属与药用部分】

本品为豆科植物白扁豆的成熟种子。

【性味与归经】

甘，微温。入脾、胃经。

【功效】

健脾化湿。

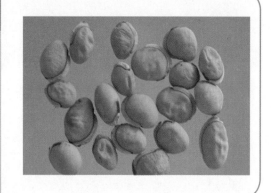

关于白扁豆的文字记载，最早见于南朝齐梁间陶弘景著的《名医别录》。明李时珍著的《本草纲目》说："取硬壳白扁豆，连皮炒熟，入药"，"硬壳白扁豆，其子充实，白而微黄，其气腥香，其性温平，得乎中和，脾之谷也。人太阴气分，通利三焦，能化清降浊，故专治中宫之病，消暑除湿而解毒也。其软壳及黑鹊色者，其性微凉，但可供食，亦调脾胃。"

◎ 临床应用

1. 用于脾虚泄泻，妇女白带等症。

白扁豆补脾而不滋腻，化湿而不燥烈，因其健脾化湿，故可用于脾虚泄泻及妇女白带，常与白术、山药等配合应用。

2. 用于暑湿内蕴、腹泻、呕吐等症。

本品能健脾和中而化湿，凡暑湿内蕴、脾胃运化失常而致呕吐腹泻者，临床往往取以配解暑之品如鲜荷叶、香薷等同用。

◎ 处方用名

扁豆、白扁豆、生扁豆（生用，多用于暑湿病症）、炒扁豆（炒微焦用，多用于健脾止泻）。

◎ 用法用量

内服：煎汤，9～15克；或生品捣研水绞汁；或入丸、散。外用：适量，捣敷。

◎ 名方良方

治赤白带下：白扁豆适量，炒后研为细末。用时，取药末6克，以米汤送服。本方出自《永类钤方》。

治水肿：扁豆适量，炒黄，磨成粉。每日早、中、晚饭前各服1次，成人9克，儿童3克，以灯心汤调服。本方出自《本草汇言》。

◎ 药典论述

《别录》："和中，下气。"

《本草纲目》："止泻痢，消暑，暖脾胃，除湿热。"

◎ 养生药膳

⊙ 白扁豆莲藕汤

配　方：白扁豆50克，鲜藕500克。

制　作：白扁豆洗净，鲜藕去皮切片洗净加水适量，放入砂锅中烧沸，加盐、鸡粉再煮45分钟，放入味精调味即可。

功　效：健脾和中，益气化湿。

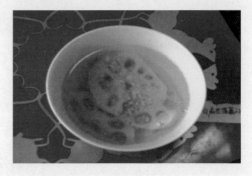

◯ 大枣

【科属与药用部分】

本品为鼠李科植物枣的成熟果实。

【性味与归经】

甘，平。入脾经。

【功效】

补脾胃，养营安神，缓和药性。

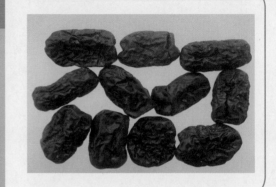

大枣即平日供食用的红枣，性质平和，能培补脾胃，为调补脾胃的常用辅助药。民间常用作补血的药物，治疗血虚的病症；因此，近年来临床上用其补血以止血，治疗过敏性紫癜，可单用或配合其他药物同用。

本品配合甘草、小麦，即为甘麦大枣汤，前人用治脏躁。脏躁的发病原因，多由情志抑郁或思虑过度，心脾受损，致脏阴不足而成。其临床表现为无故悲伤、精神失常、坐卧不安、心烦不寐等症。

◎ 临床应用

1. 用于脾胃虚弱、气虚不足、倦怠乏力等症。

本品功能补中益气，用治脾胃虚弱等症，每与党参、白术等配伍，可加强补中益气的功效。

2. 用于脏躁症。

大枣又能养营安神，临床上常与甘草、小麦等同用，以治脏躁症。

此外，本品与甘遂、大戟、芫花等峻泻药配伍，既能缓和药性，又能补脾和胃。如与生姜同用，既能协调营卫，又可和理脾胃。

◎ 处方用名

大枣、红枣、大红枣（劈开用）。

◎ 用法用量

内服：煎汤，9～15克。

◎ 名方良方

治反胃吐食：枣（去核）1枚，班蝥（去头翅）1枚。将班蝥放入枣内，煨熟，去斑蝥后，空腹以白汤送服。本方出自《本草纲目》。

治妇人脏躁症：大枣10枚，甘草90克，小麦1升。上药加水6升，煮取3升。分3次温服。本方名为甘麦大枣汤，出自《金匮要略》。

治虚劳烦闷不得眠：大枣20枚，葱白7根。上药加水3升，煮取1升，去滓顿服。本方出自《千金方》。

◎ 药典论述

《本经》："主心腹邪气，安中养脾，助十二经，平胃气，通九窍，补少气，少津液，身中不足，大惊，四肢重，和百药。"

《别录》："补中益气，坚志强力，除烦闷，疗心下悬，除肠澼。"

◎ 养生药膳

⊙ 大枣炖乌鸡

配　方：大枣8枚，乌鸡1只，党参30克。

制　作：大枣洗净，党参洗净切3厘米段，乌鸡洗净切块。将大枣、党参、乌鸡、

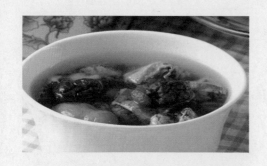

葱、姜、料酒同入锅内烧开后再用小火炖30分钟，放入盐、味精、胡椒粉即可。

功　效：益气生津，养血安神。

○ 甘草

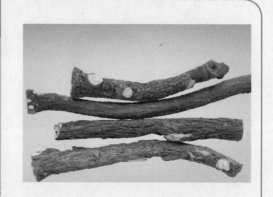

【科属与药用部分】

本品为豆科植物甘草的根茎和根。

【性味与归经】

甘，平。入十二经。

【功效】

补中益气，泻火解毒，润肺祛痰，缓和药性，缓急定痛。

　　甘草是一味常用的药物，一般认为本品在方剂中只是作为辅助、矫味之用；其实根据临床实践的体会，它本身确实具有一定的功效，如炙甘草汤补心气、振心阳，甘草干姜汤温润肺脾，芍药甘草汤缓急定痛，甘桔汤祛痰利咽，银花甘草汤清热解毒等，都是用它作为主药的。

　　甘草又能缓和药性，如四逆汤用本品以缓和干姜、附子的温热，调胃承气汤用本品以缓和大黄、芒硝的攻下作用等。

　　甘草甘缓，凡湿阻中焦、脘腹胀满者用之能令人气窒满闷，故在使用时必须注意。

◎ 临床应用

1. 用于脾胃虚弱及气血不足等症。

甘草味甘性平，能补脾胃不足而益中气，对于脾胃虚弱之症，常与党参、白术、茯苓等补气健脾药配伍应用；对于心血不足、心阳不振之症，可与补血养阴及温通心阳药如阿胶、生地、麦冬、人参、桂枝等品配合应用。

2. 用于疮疡肿毒, 咽喉肿痛等症。

甘草生用则能泻火解毒, 故常用于疮痛肿痛, 多与金银花、连翘等清热解毒药配伍; 对咽喉肿痛, 可与桔梗、牛蒡子等配合应用, 有清热利咽的功效。

3. 用于咳嗽气喘等症。

本品甘缓润肺, 有祛痰止咳的功效, 在临床上用治咳嗽喘息等症, 常与化痰止咳药配伍应用, 作为辅助之品。因其性质平和, 故不论肺寒咳喘或肺热咳嗽, 均可配合应用。

4. 用于腹中挛急作痛。

本品有缓解挛急之功, 常与芍药配伍, 治腹中挛急而痛。

此外, 甘草还能缓和药性, 有减低或缓和药物烈性的作用, 历代本草文献上并载有本品有解药毒作用, 可供研究。

◎ 处方用名

生甘草、生草、粉甘草（生用, 多用于泻火解毒, 缓急止痛）、炙甘草、炙草（蜜炙用, 多用于补中益气）、清炙草（炒用）。

◎ 用法用量

内服: 煎汤, 2～6克, 调和诸药用量宜小, 作为主药用量宜稍大, 可用10克; 用于中毒抢救, 可用30～60克。凡入补益药中宜炙用, 入清泻药中宜生用。外用: 适量, 煎水洗、渍; 或研末敷。

◎ 名方良方

治肺痿吐涎沫而不咳者: 甘草（炙）120克, 干姜（炮）60克。上药细切, 以水600毫升, 煮取300毫升, 去滓。温服, 分2次服。本方名为甘草干姜汤, 出自《金匮要略》。

治汤火灼疮: 甘草煎蜜, 涂于患处。本方出自《怪证奇方》。

治饮馔中毒, 中砒毒: 甘草伴黑豆煮汁, 随意饮用。本方出自《本草蒙筌》。

◎ 药典论述

《本经》: "主五脏六腑寒热邪气, 坚筋骨, 长肌肉, 倍气力, 金疮肿, 解毒。"

《别录》: "温中下气, 烦满短气, 伤脏咳嗽, 止渴, 通经脉, 利血气, 解百药毒。"

◎ 养生药膳

⊙ 甘草蒸花鸡

配　方: 甘草16克, 三黄鸡250克, 草菇50克。

制　作: 三黄鸡剁块洗净, 放入草菇、甘草浓缩液、蚝油、盐、鸡粉、葱油、胡椒粉、淀粉搅匀蒸熟即可。

功　效: 益气补中。

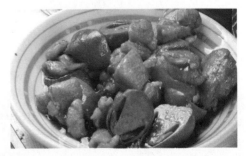

○ 黄精

【科属与药用部分】

本品为百合科植物黄精的根茎。

【性味与归经】

甘，平。入脾、肺经。

【功效】

补脾润肺。

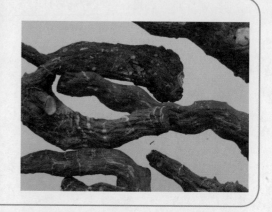

◎ 临床应用

用于脾胃虚弱，体倦乏力，肺虚咳嗽，消渴，及病后虚羸等症。

本品有补中益气、润肺的功效，对脾胃虚弱，体倦乏力等症，常与党参、白术等药配合应用；对肺虚燥咳，常与沙参、天冬、麦冬等配合应用。

此外，本品还可用治糖尿病，常配合山药、黄芪、天花粉、枸杞子等同用。

◎ 处方用名

黄精、制黄精（蒸熟用）。

◎ 用法用量

内服：煎汤，10～15克，鲜品30～60克；或入丸、散熬膏。外用：适量，煎汤洗；熬膏涂；或浸酒搽。

◎ 名方良方

补精气：枸杞子（冬采者佳）、黄精各等份，分别为细末，混合在一起，捣成块，捏作饼子，干复捣为末，炼蜜为丸，如梧桐子大。每服50丸，空腹以温水送下。

本方名为枸杞丸，出自《奇效良方》。

治肺劳咳血，赤白带：鲜黄精根头60克，冰糖30克，开水炖服。本方出自《闽东本草》。

◎ 药典论述

《别录》"补中益气，除风湿，安五脏。"

《本草纲目》："补诸虚……填精髓。"

◎ 养生药膳

⊙ 黄精糯米粥

配　方：黄精10克，糯米150克，水适量。

制　作：黄精洗净切片，锅中水开后放入黄精煮10分钟后取出，再放入糯米熬制成粥即可。

功　效：健脾益胃，补气养阴。

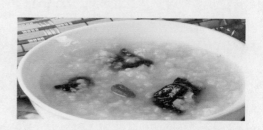

第二节　助阳药

　　助阳药，又名补阳药，就是能治疗阳虚病症的药物。具有助肾阳、益心阳、补脾阳的功能，适用于肾阳不足、心阳不振、脾阳虚弱等症。

　　肾阳为一身之元阳，肾阳虚则有畏寒、肢冷、阳痿、遗精、遗尿等症。心主血脉，心阳虚则冷汗淋漓、面色㿠白、脉细欲绝或出现结代脉等。脾主运化，脾阳虚则完谷不化，便溏、泄泻、食欲不振等。

　　由于祖国医学认为"肾为先天之本"，所以助阳药主要用于温补肾阳。对于肾阳衰微不能温运脾阳所引起的泄泻，以及肾气不足，摄纳无权所引起的喘促，都可选用适当的补肾阳药来治疗。至于心阳虚，可用温里药或补气药治疗。助阳药性多温燥，凡有阴虚火旺的症状，应该慎用，以免发生助火劫阴的弊害。

○ 鹿茸

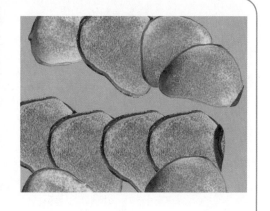

【科属与药用部分】

　　本品为鹿科动物梅花鹿或马鹿等各种雄鹿尚未骨化的幼角。

【性味与归经】

　　甘、咸，温。入肝、肾经。

【功效】

　　补督脉，助肾阳，生精髓，强筋骨。

　　鹿茸甘咸性温，能峻补肾阳、益精养血，凡肾阳衰微、精血两亏，症情偏于虚寒的，用之较为相宜。但本品究属性温助阳的药物，对于阴虚阳亢及内热者均应忌用。

　　鹿茸温肾益火虽与附、桂相似，但附、桂性热而刚燥，作用较速，如应用不当，即有伤阴劫液的弊害；鹿茸则性温而柔润，作用较缓，即《内经》所说："精不足者补之以味"，是一味温养的药品。

◎ 临床应用

1. 用于肾阳不足、阳痿、肢冷、腰瘦、小便清长、精衰、血少、消瘦乏力及小儿发育不良、骨软行迟等症。

鹿茸是一味补督脉的要药，又能助肾阳、补精髓、强筋骨，适用于肾阳不足、精衰血少及骨软行迟等症。本品可单味服用，也可配合熟地、山萸肉、菟丝子、肉苁蓉、巴戟天等同用。

2. 用于冲任虚损，带脉不固，崩漏带下等症。

鹿茸髓补益肝肾，调理冲任，固摄带脉，故可止漏束带，用治崩漏带下属于虚寒症状者，可与阿胶、当归、熟地、山萸肉、淮山药、白芍、乌贼骨等配伍同用。

此外，本品亦可用于慢性溃疡经久不敛及阴性疮肿内陷不起等症，有补养气血、内托升陷的功效。

◎ 处方用名

鹿茸血片（呈蜜蜡色，功效较佳，价较贵）、鹿茸、鹿茸粉片（白色者称粉片，处方写鹿茸，药店付粉片，功效较血片稍弱，价较低）。

◎ 用法用量

内服：研粉冲服，1～3克；或入丸剂，亦可浸酒服。

◎ 名方良方

治湿久不治，伏足少阴，舌白身痛，足跗浮肿：鹿茸、茯苓各15克，附子、

菟丝子各9克，草果3克，水五杯，煮取二杯，日再服，渣再煮一杯服。本方名为鹿附汤，出自《温病条辨》。

治崩中漏下，赤白不止：鹿茸12克，桑耳75克。上二味，以醋1000毫升渍，炙燥渍尽为度，治下筛，服2克，每日3次。本方出自《千金方》。

◎ 药典论述

《本经》："主漏下恶血，寒热惊痫，益气强志。"

《本草纲目》："生精补髓，养血益阳，强筋健骨，治一切虚损、耳聋、目暗、眩晕、虚痢。"

◎ 养生药膳

⊙ 鹿茸双鞭汤

配　方：鹿茸10克，牛鞭100克，鹿鞭50克。

制　作：牛鞭、鹿鞭煮软去净尿管，切成段，用料酒、葱、姜煮去异味。锅内放入汤，加入双鞭、鹿茸一起炖至双鞭软烂即可食用。

功　效：温肾助阳。

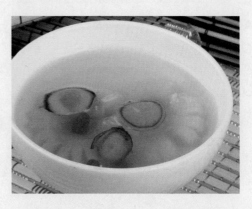

○ 淫羊藿

【科属与药用部分】

本品为小檗科植物淫羊藿及同属其他植物的全草。

【性味与归经】

辛，温。入肝、肾经。

【功效】

补肾助阳，祛风湿。

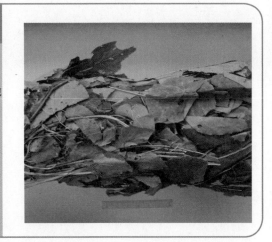

淫羊藿性味辛温，功能补命门、助肾阳，是临床上治肾阳不足的常用药物。根据临床实践体会，本品温肾益火的功效与仙茅、葫芦巴相近。但仙茅、葫芦巴两药性温偏热，温肾作用较强，服用稍久，即有口苦唇燥的弊害；本品则性温而不热，对偏于肾阳虚的患者，久服无不良现象。

◎ 临床应用

1. 用于肾虚阳痿、遗精早泄、腰膝痿软、肢冷畏寒等症。

淫羊藿功能温肾助阳，故适用于肾阳不足的症候。治阳痿遗泄，可配仙茅、山萸肉、肉苁蓉等品；治腰膝痿软，可配杜仲、巴戟天、狗脊等品。

2. 用于寒湿痹痛或四肢拘挛麻木等症。

淫羊藿性味辛温，能散风除湿，故又可用于风湿痹痛偏于寒湿者，以及四肢麻木不仁或筋骨拘挛等症，可与威灵仙、巴戟天、肉桂、当归、川芎等配伍同用。

◎ 处方用名

仙灵脾、淫羊藿（洗净，晒干，切碎用）。

◎ 用法用量

内服：煎汤，3～9克；浸酒、熬膏或入丸、散。外用：煎水洗。

◎ 名方良方

治风走注疼痛，来往不定：淫羊藿、威灵仙、川芎、桂心、苍耳子各30克。上药，捣细罗为散。每服3克，以温酒调下，不拘时候。本方名为淫羊藿散，出自《圣惠方》。

治目昏生翳：淫羊藿、生王瓜（即小栝蒌红色者）等份。为末，每服3克，茶下。每日2服。本方出自《圣济总录》。

◎ 药典论述

《本经》：“主阴痿绝伤，茎中痛，利小便，益气力强志。”

《大明本草》：“一切冷风劳气，筋骨挛急，四肢不仁，补腰膝。”

◎ 养生药膳

⊙ 淫羊藿松茸烧羊肉

配　方：淫羊藿35克，松茸50克，羊肉300克。

制　作：淫羊藿洗净蒸软，松茸洗净，羊肉切块飞水。锅内放少许油爆香葱姜，

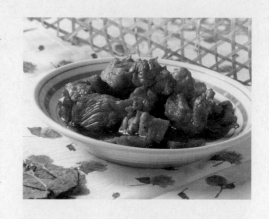

下羊肉、松茸、淫羊藿翻炒，加水、盐、味精、鸡粉炖至羊肉软烂即可。

功　效：补肾壮阳，润肠通便，益气补虚，温中。

○ 巴戟天

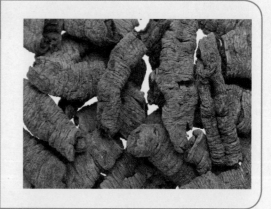

【科属与药用部分】

本品为茜草科植物巴戟天的根。

【性味与归经】

辛、甘，微温。入肾经。

【功效】

补肾助阳，散风祛寒湿。

巴戟天温肾助阳而强筋骨，虽其味辛而兼温，可散风祛寒湿，但其性柔润而不燥，故在临床上不用于一般风湿痛，唯肾阳虚而下肢寒湿痹痛者，始考虑应用。如属湿热下注、足膝红肿热痛等症，忌用。

◎ 临床应用

1. 用于肾虚阳痿，遗精早泄，腰膝痿软等症。

巴戟天温而不燥，补而不滞，能补肾阳、强筋骨。用于阳痿遗泄，常与肉苁蓉、菟丝子等同用；治疗腰膝痿软，常与续断、杜仲等药配伍应用。

2. 用于下肢寒湿痹痛等症。

本品能助肾阳、散寒湿，治痹痛，用治上述症候，常与附子、狗脊等配合应用。

◎ 处方用名

巴戟天、巴戟肉（洗净，晒干，切片用）。

◎ 用法用量

内服：煎汤，6～15克；或入丸、散；亦可浸酒或熬膏。

◎ 名方良方

治虚羸阳道不举，五劳七伤百病；能食，下气：巴戟天、生牛膝各150克，浸入10000毫升白酒中，去渣温服。常饮，勿醉。本方出自《千金方》。

治白浊：菟丝子（酒煮每日，焙干）、巴戟（去心，酒浸煮）、破故纸（炒）、鹿茸、山药、赤石脂、五味子各30克。上药为末，酒煮糊为丸。空心盐汤下。本方出自《普济方》。

◎ 药典论述

《本草纲目》："治脚气，去风疾，补血海。"

《本草备要》"补肾益精，治五劳七伤，辛温散风湿，治风气脚气水肿。"

◎ 养生药膳

⊙ 巴戟天酥鸭子

配 方：巴戟天10克，白条鸭1只。

制 作：将鸭子洗净，放入汤锅中煮到八成熟时捞出，从脊背用刀劈成两半，再用清水洗净，鸭胸脯朝下，放在蒸盆中，在鸭肉上放上葱段、姜片、八角、酱油、料酒、味精、巴戟天粉，添上清汤，上笼屉，用武火蒸透，取出控干水分，炒锅内放油，把鸭放在锅内文火上煎至金黄色时，放入麻油等待鸭子熟透时，翻面使胸脯朝上，摆在盘内即可。

功 效：补肾壮阳，强筋骨，祛风湿滋阴养胃。

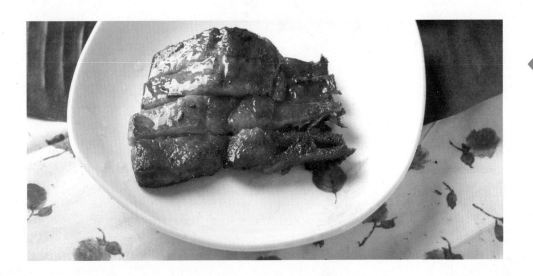

○ 补骨脂

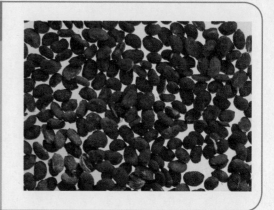

【科属与药用部分】

本品为豆科植物补骨脂的成熟果实。

【性味与归经】

辛、苦，大温。入脾、肾经。

【功效】

补肾助阳。

补骨脂为临床常用的助阳药，它能益肾固精而缩尿，温运脾阳以止泻，且可补肾纳气而平喘。如属阴虚火旺，大便秘结者，不宜应用。

◎ 临床应用

1. 用于下元虚冷，阳痿，遗精，早泄，腰部疫痛，及小便频数，遗尿等症。

补骨脂功能温补肾阳，用于肾阳不足，阳痿遗泄、尿频、遗尿等症，常配合仙灵脾、菟丝子等同用；对于腰部疫痛，常与断续、狗脊等配合应用。

2. 用于虚冷泄泻。

补骨脂能补命门火而温运脾阳，治虚冷泄泻，常与肉豆蔻等同用。

3. 用于虚喘。

肾气不足，摄纳无权，每易引起喘促。本品温肾而纳气平喘，多与胡桃肉配伍以治虚寒气喘。

◎ 处方用名

补骨脂、破故纸（用盐水炒至微焦应用）。

◎ 用法用量

内服：煎汤，6～15克；或入丸、散。
外用：适量，酒浸涂患处。

◎ 名方良方

治打坠腰痛，瘀血凝滞：补骨脂（炒）、茴香（炒）、辣桂各等份。上药为末，每服6克，以热酒送下。本方出自《仁斋直指方》。

治小儿遗尿：补骨脂（炒）30克。为末，每服3克，热汤调下。本方名为补骨脂散，出自《补要袖珍小儿方论》。

◎ 药典论述

《药性本草》："治男子腰疼膝冷囊湿，逐诸冷痹顽，止小便，腹中冷。"

《本草纲目》："治肾泄，通命门。"

◎ 养生药膳

⊙ 补骨脂烧鹿鞭

配　方：补骨脂30克，冬笋50克，冬菇50克，鹿鞭100克，糖50克。

制　作：补骨脂洗净烘干，研成细粉，鹿鞭洗净，切5厘米的段打一字刀，下入沸水中烫透捞出，冬菇、冬笋洗净切片。锅内放油，下入葱姜爆香，下鹿鞭、补骨脂粉、糖煨制软烂，勾芡即可。

功　效：补肾助阳，滋阳养血。

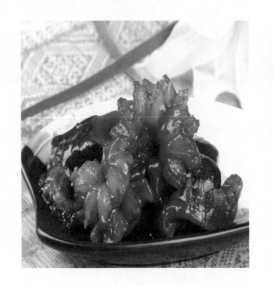

○ 益智仁

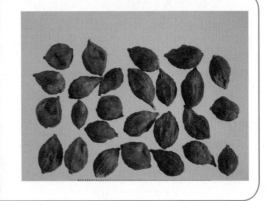

【科属与药用部分】

本品为姜科植物益智的成熟种仁。

【性味与归经】

辛，温。入脾、肾经。

【功效】

补肾固精，缩尿，温脾止泻，摄涎唾。

益智仁功能暖脾胃而和中，助肾阳而固下，用治脾肾虚寒等症，大都是取它固涩的特长。

益智仁善于温脾摄涎唾，它所治的涎唾多而自流，乃是脾虚不能摄涎所致，必无口干、口苦的现象；如属脾胃湿热所引起的口涎自流，多有唇赤、口苦、苔黄等症，则宜用黄芩、白芍、甘草等品，不可用辛温的益智仁。

益智仁与补骨脂都能温补脾肾，可用于遗精、尿频、遗尿及虚寒泄泻等症。但益智仁偏于温脾固涩，能摄涎唾；补骨脂则偏于补肾助阳，可用于肾虚腰酸及虚喘等症，各有特点。

◎ 临床应用

1. 用于下元虚冷、不能固密所致的遗精、早泄、尿频、遗尿及白浊等症。

益智仁能温肾助阳、涩精缩尿。用于肾虚遗泄，可与补骨脂、菟丝子等配伍；用于尿频、遗尿，可与山药、乌药等配伍；用于肾虚白浊或小便余沥，可与川草薢、乌药等配伍同用。

2. 用于脾寒泄泻，腹部冷痛及口涎自流等症。

脾阳不振，运化失常，每易引起腹痛泄泻。本品辛温气香，有暖脾止泻的功效，可与党参、白术、干姜、炙甘草等配伍，用治脾寒泄泻冷痛。涎乃脾所统摄，如脾脏虚寒，不能摄涎，以致口涎多而自流者，本品又能温脾以摄涎，可与党参、茯苓、半夏、陈皮、淮山药等品配伍同用。

◎ 处方用名

益智仁、煨益智仁（炒用）。

◎ 用法用量

内服：煎汤，3～9克；或入丸、散。

◎ 名方良方

治小便赤浊：益智仁、茯神各60克，远志、甘草（水煮）各300克。为末，酒糊丸，如梧桐子大。空心姜汤下50丸。本方出自《本草纲目》。

治妇人崩中：益智子适量，炒研细。每次取3克药末，以放少许盐的米汤送服。

本方出自《经效产宝》。

◎ 药典论述

《本草拾遗》："治遗精虚漏，小便余沥，……夜多小便者。"

《用药法象》"治客寒犯胃，和中益气，及人多唾。"

◎ 养生药膳

⊙ 益智仁山药羹

配　方：益智仁20克，山药20克，桂圆肉15克，枸杞15克，红糖适量。

制　作：1. 益智仁炸干研成细末，山药去皮洗净切成0.5厘米见方的丁，桂圆肉洗净，枸杞洗净备用。

2. 锅加水适量烧开后放入桂圆肉、山药、枸杞子煮至8～10分钟加入益智仁末、红糖，开锅后用玉米淀粉勾芡即可。

功　效：缩尿固精。

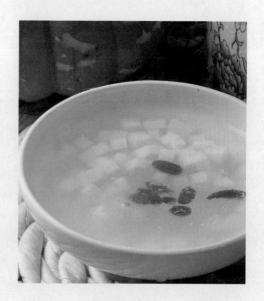

○ 沙苑子

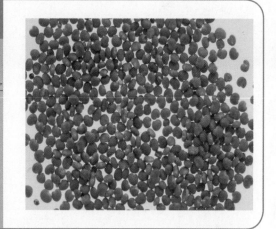

【科属与药用部分】

本品为豆科草本植物扁茎黄芪或直立黄耆的成熟种子。

【性味与归经】

甘，温。入肝、肾经。

【功效】

补肾固精，养肝明目。

> 沙苑子性温而柔润，能滋补肝肾，功与菟丝子相似而助阳的功效稍强，也是一味平补阴阳的药物。

◎ 临床应用

1. 用于肾虚阳痿，遗精早泄，小便频数，耳鸣，肾虚腰痛及带下等症。

沙苑子功效与菟丝子相近，主治病症亦属相似，故二药可以同用。本品与龙骨、牡蛎、芡实、莲须等药配伍应用，有固肾涩精的功效。

2. 用于肝肾不足，眼目昏花。

本品用于肝肾不足所致的眼目昏花，可与菟丝子、枸杞、女贞子等配伍。

◎ 处方用名

沙苑蒺藜、沙苑子、潼蒺藜、潼沙苑（晒干用）。

◎ 用法用量

内服：煎汤，10～15克；或入丸、散。

◎ 名方良方

治肾虚腰疼：沙苑子30克。水煎，分2次服。本方出自《吉林中草药》。

治脾胃虚，饮食不消，湿热成臌胀者：沙苑子（酒拌炒）60克，苍术（米泔水浸每日，晒干，炒）250克。上药共研为末。每服9克，以米汤调服。本方出自《本草汇言》。

◎ 药典论述

《大明本草》："疗水脏冷，小便多，止遗沥泄精。"

《本草纲目》："补肾，治腰痛泄精，虚损劳气。"

◎ 养生药膳

⊙ 沙苑子卤猪肝

配　方：沙苑子 16 克，猪肝 200 克，八角 25 克，葱、姜、老抽、料酒、盐、味精适量。

制　作：猪肝飞水，加八角、葱、姜、沙苑子、老抽、料酒、盐、味精煮熟即可。

功　效：滋肾养肝。

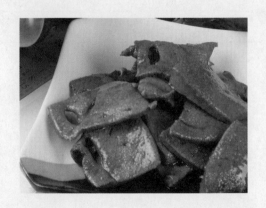

○ 菟丝子

【科属与药用部分】

本品为旋花科草本植物菟丝子的成熟种子。

【性味与归经】

辛、甘，平。入肝、肾经。

【功效】

补肾固精，养肝明目。

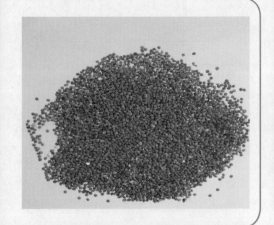

菟丝子性柔润而多液，不温不燥，补而不腻，功能滋补肝肾，为一味平补阴阳的药物，不论属于肾阳虚或肾阴虚，都可应用。

菟丝子与补骨脂都能补肾助阳，可用于下元虚冷的症候。但菟丝子作用和缓，助阳的功效较弱；补骨脂则助阳的功效较强，但无养肝明目的作用。

◎ 临床应用

1. 用于肾虚阳痿，遗精，早泄，耳鸣，小便频数、淋沥及肾虚腰痛，带下等症。

菟丝子能助阳而益精，故适用于阳痿遗精，小便频数及肾虚腰痛等症，可与枸杞子、潼蒺藜、杜仲等配伍。

2. 用于两目昏糊。

本品能滋养肝肾，故可用于肝肾不足、两目昏糊等症，可与枸杞子、女贞子、潼蒺藜等同用。

此外，本品又能助脾以止泻，可用治脾虚久泻，常与白术、茯苓、山药、莲肉等配伍。

◎ 处方用名

菟丝子（晒干用）、菟丝饼（煮熟，做成块状）。

◎ 用法用量

内服：煎汤，6～15克；或入丸、散。外用：适量，炒研调敷。

◎ 名方良方

补肾气，壮阳道，助精神，轻腰脚：菟丝子(淘净，酒煮，捣成饼，焙干)500克，附子（制）120克。上药共为末，酒糊丸，如梧桐子大，酒下50丸。本方名为菟丝子丸，出自《扁鹊心书》。

治腰痛：菟丝子（酒浸）、杜仲（去皮，炒断丝）等份。为细末，以山药糊丸如梧子大。每服50丸，盐酒或盐汤下。本方出自《百一选方》。

◎ 药典论述

《本经》："主续绝伤，补不足，益气力，肥健。汁去面[黑干]。

《药性本草》："治男女虚冷，添精益髓。"

◎ 养生药膳

⊙ 菟丝子杜仲炖赤肉

配　方：菟丝子15克，杜仲12克，赤肉250克。

制　作：菟丝子、杜仲洗净；赤肉切小块汆水一起放入锅中加清水调味，烧开煮制赤肉软烂即可。

功　效：消食开胃，温脾止泻，强筋骨。

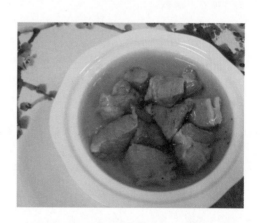

○ 蛤蚧

【科属与药用部分】

本品为守宫科动物蛤蚧除去内脏的尸体。

【性味与归经】

咸，平。有小毒。入肺、肾经。

【功效】

补肺肾，定喘嗽。

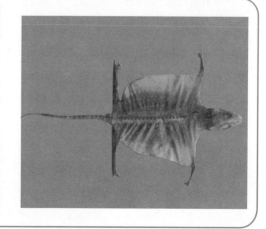

本品长于补肺益肾，尤能摄纳肾气，故对虚劳咳嗽，肾虚气喘，肺虚咳喘等症，可与人参、茯苓、贝母、甘草等配合应用。

◎ 临床应用

用于肾虚气喘，肺虚咳喘等症。

◎ 处方用名

蛤蚧（去内脏，晒干或烘干用）。

◎ 用法用量

内服：煎汤，3～6克；研末，1～1.5克；或入丸、散。

◎ 名方良方

治肺嗽，面浮，四肢浮：蛤蚧（雌雄头尾全者，净洗，用法酒和蜜涂炙熟）1对，人参（紫团参）1支。上二味，捣罗为末，熔蜡120克，滤去渣，和药末，作六饼子。每服，空心，用糯米作薄粥200毫升，投药一饼，趁热，细细呷之。本方名为独圣饼，出自《圣济总录》。

治虚劳咳嗽，肺壅上气：蛤蚧（头尾全者，涂酥炙令黄）1对、贝母（煨微黄）、紫菀（去苗、土）、杏仁（汤浸，去皮、尖、双仁，麸炒微黄）、皂荚仁（炒令焦黄）、桑根白皮（锉）各30克。鳖甲（涂醋炙令黄，去裙襕）60克，上药捣罗为末，炼蜜和捣三二百杵，丸如梧桐子大。每服以枣汤下20丸，日三四服。忌苋菜。本方名为蛤蚧丸，出自《圣惠方》。

◎ 药典论述

《海药本草》："治肺痿咯血，咳嗽上气。"

《本草纲目》"蛤蚧补肺气，定喘止渴，功同人参；益阴血，助精扶羸，功同羊肉。"

◎ 养生药膳

⊙ 蛤蚧炖羊肉

配　方：蛤蚧1对，羊肉500克，香菜30克。

制　作：蛤蚧斩头、脚、鳞洗净用酒浸泡，切成2厘米方块，羊肉切块飞水，丝瓜洗净去皮切成块，葱切段，姜拍松，香菜洗净切段。锅内放油爆香葱姜，将羊肉、蛤蚧、料酒、盐、味精、鸡精、胡椒粉加水慢火炖至羊肉软烂，撒上香菜即可。

功　效：补肺益肾，平喘止咳，益气补虚。

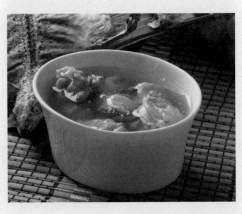

○ 葫芦巴

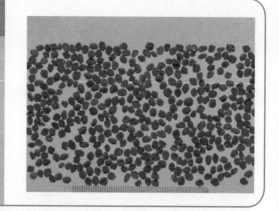

【科属与药用部分】

本品为豆科植物葫芦巴的成熟种子。

【性味与归经】

苦，大温。入肾经。

【功效】

温肾阳，逐寒湿。

本品能补命门之火，壮元阳而治虚冷，对肾脏虚寒、命门火衰，可与附子、硫黄配合，作丸剂服；治小肠疝气、寒湿脚气，与小茴香等配伍应用。

◎ 临床应用

用于肾脏虚冷，命门火衰，疝气，偏坠，寒湿脚气等症。

◎ 处方用名

葫芦巴、胡芦巴（晒干用）。

◎ 用法用量

煎服，3～10克；或入丸，散。

◎ 名方良方

治小肠气攻刺：葫芦巴（炒）50克。为末，每服6克，茴香炒紫，用热酒沃，盖定，取酒调下。本方名为葫芦巴散，出自《仁斋直指方》。

治气攻头痛：葫芦巴（炒）/荆三棱（酒浸，焙）各25克，干姜（炮）12.5克。上药为细末。每服10克，以温生姜汤或温酒调服，不拘时候。本方名为葫芦巴散，

出自《济生方》。

◎ 药典论述

《嘉祐本草》："主元脏虚冷气；得附子、硫黄治肾虚冷，腹胁胀满面色青黑；得怀香子、桃仁，治膀胱气，甚效。"

《本草纲目》："治冷气疝瘕，寒湿脚气。"

◎ 养生药膳

⊙ 葫芦巴炖乳鸽

配　方：葫芦巴50克，乳鸽2只，

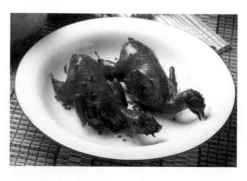

鲜松茸 30 克，莲子 20 克。

制　作：鸽子宰杀好去内脏，鲜松茸切成片，莲子用温水泡软。把葫芦巴、葱姜放到鸽子肚子里，放入汤锅中，鲜松茸莲子也放在汤锅中，加适量的水蒸 1.5 小时，肉烂即可出锅。

功　效：温肾阳，祛寒湿，滋阴补气。

○ 韭菜子

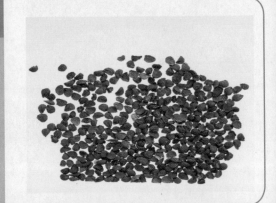

【科属与药用部分】

本品为百合科植物韭菜的种子。

【性味与归经】

辛、甘，温。入肝、肾经。

【功效】

温肾壮阳，固精。

　　本品具有温肾壮阳、固精的功效，所以对肾阳虚衰引起的阳痿、遗精、腰膝痠软、小便频数、遗尿等症，为常用之品，可与枸杞子、五味子、覆盆子、菟丝子等同用。亦可单用本品，作散剂内服。

◎ 临床应用

用于阳痿、遗精、遗尿、小便频数等症。

◎ 处方用名

韭子、韭菜子（晒干用）。

◎ 用法用量

煎服，3～9 克；或入丸，散。

◎ 名方良方

治肾与膀胱虚冷，真气不固，小便滑数：韭菜子 120 克，茴香（炒）、补骨脂（炒）、益智仁、鹿角霜、白龙骨 90 克（煅，研细如粉）。上为细末，以青盐、鹿角胶各 30 克，同煮酒糊为丸，如梧子大。每服 50 丸，空心温酒送下，盐汤亦得。本方出自《魏氏家藏方》。

治女人带下及男子肾虚冷，梦遗：韭菜子 7 升。醋煮千沸，焙，研末，炼蜜丸，梧子大。每服 30 丸，空心温酒下。本方出自《千金方》。

◎ 药典论述

《别录》："主梦中泄精，溺血。"

《本草纲目》："治小便频数，遗尿，女人白淫白带。"

◎ 养生药膳

⊙ 韭菜子粥

配　方：韭菜子 25 克，粳米 150 克。

制　作：韭菜子与粳米一同洗净下入锅中，加水熬制黏稠成熟即可。

功　效：补肝益肾，健脾胃。

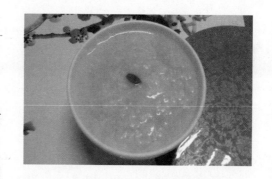

○ 骨碎补

【科属与药用部分】

本品为水龙骨科植物槲蕨的根茎。

【性味与归经】

苦，温。入肾、心经。

【功效】

补肾，续伤。

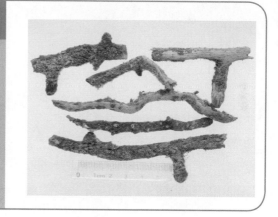

◎ 临床应用

1. 用于肾虚耳鸣、久泻等症。

本品能温肾止泻，对肾虚久泻之症，常与淮山药、补骨脂等配合应用。

2. 用于骨折损伤，筋骨疼痛等症。

骨碎补不但补肾以坚骨，又能活血以疗折伤，对骨折损伤、筋骨疼痛等症，常与续断、自然铜等配合应用。此外，本品用酒浸汁，外搽可治秃发。

◎ 处方用名

骨碎补、申姜、毛姜、猴姜（洗净，晒干，切片用）。

◎ 用法用量

内服：煎汤，10 ~ 20 克；或入丸、散。

外用：适量，捣烂敷或晒干研末敷；也可浸酒搽。

◎ 名方良方

治肾虚耳鸣耳聋，并齿牙浮动，疼痛难忍：骨碎补 120 克，怀熟地、山茱萸、茯苓各 60 克，牡丹皮 45 克（俱酒炒），泽泻（盐水炒）24 克。共为末，炼蜜丸。每服 15 克，食前白汤送下。本方出自《本草汇言》。

治挫闪：骨碎补 60 克，杵烂，同生姜母、菜油、茹粉少许，炒敷患处。本方出自《闽东本草》。

◎ 药典论述

《开宝本草》"主破血止血，补伤折。"

《本草纲目》："主补肾，故治耳鸣及肾虚久泄，肾主骨，故治折伤，耳痛。"

◎ 养生药膳

⊙ 骨碎补炖牛腩

配　方：骨碎补30克，胡萝卜250克，牛腩400克。

制　作：骨碎补洗净蒸软切片，胡萝卜洗净削皮切块，牛腩洗净切块飞水。锅内放油烧热下葱姜爆香，将牛腩、骨碎补、胡萝卜、料酒、盐烧开，加适量的汤慢火炖至软烂即可。

功　效：补肾健骨，健脾明目。

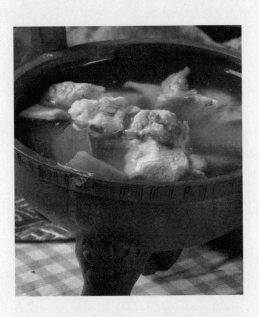

○ 杜仲

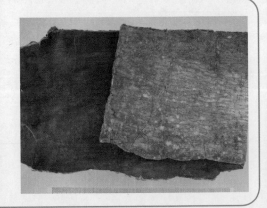

【科属与药用部分】

本品为杜仲科植物杜仲的树皮。

【性味与归经】

甘，温。入肝、肾经。

【功效】

补肝肾，强筋骨，安胎。

杜仲能补肝肾而强筋骨，在临床上主要用于肾虚腰部酸痛，这是它的特长。至于它又可用于胎动不安，也是由于肝肾不足、冲任不固所致。

据近代研究，本品又有降血压作用，这是它在临床应用上新的发展。

◎ 临床应用

1. 用于肝肾不足，腰膝酸痛，乏力，眩晕，阳痿，小便频数等症。

肝主筋，肾主骨，肾充则骨强，肝充则筋健。杜仲可补肝肾，故有强筋骨的功效，常用于肝肾不足、腰膝酸痛、乏力等症，在临床应用时，可视症情需要，或与续断、狗脊等配伍，或与补骨脂、胡桃等同用。本品性偏温补，宜于下元虚冷之症，故又可用治肾虚阳痿、小便频数，常与补骨脂、菟丝子等配伍。至于用治肝肾不足所致的眩晕，宜合滋养肝肾的药品如女贞子等同用。

2. 用于孕妇体虚，胎元不固，腰酸、胎动。

本品用以安胎，如孕妇胎动不安兼有肝肾不足病症者，可与桑寄生、白术、续断等配伍同用。

◎ 处方用名

杜仲、厚杜仲、绵杜仲（洗净，晒干，切片用）。炙杜仲、炒杜仲、焦杜仲（用盐水炒至微焦，取它补肾作用较好）。

◎ 用法用量

内服：煎汤，6～15 克；或浸酒；或入丸、散。

◎ 名方良方

治腰痛：川木香 3 克，八角茴香 9 克，杜仲（炒去丝）9 克。水 300 毫升，酒 100 毫升，煎服，渣再煎。本方名为思仙散，出自《活人心统》。

治卒腰痛不可忍：杜仲 60 克（去粗皮，炙微黄，锉），丹参 60 克，川芎 45 克，桂心 30 克，细辛 0.9 克。上药捣粗罗为散，每服 12 克，以水 150 毫升，煎至 75 毫升，去渣，次入酒少许，更煎两三沸，每于食前温服。本方名为杜仲散，出自《圣惠方》。

◎ 药典论述

《本经》："主腰脊痛，补中，益精气，坚筋骨，强志，除阴下痒湿，小便余沥。"

《药性本草》："治肾冷，肾腰痛；人虚而身强直，风也，腰不利，加而用之。"

◎ 养生药膳

⊙ 杜仲腰花

配　方：杜仲 25 克，猪腰 200 克，香芹 50 克。

制　作：猪腰去臊洗净，切花刀码味上浆水备用，香芹水，杜仲煎取浓汁备用。锅中留底油煸香葱姜，入香芹、腰花、盐、味精、胡椒粉，烹料酒大火炒匀即可。

功　效：健脾益肾。

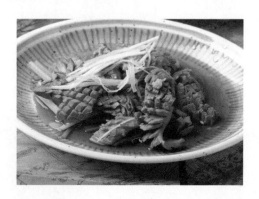

第三节 养血药

养血药，又叫补血药，就是用于治疗血虚病症的药物。

血虚的症状，主要是面色萎黄、嘴唇及指甲苍白，没有红润的颜色，并且有头晕、耳鸣、心悸、健忘、失眠等症；女子还有月经不调的症状。

在使用养血药时，如遇血虚兼气虚的，需配用补气药；血虚兼阴虚的，需配用滋阴药。

养血药中，不少兼有补阴的功效，可以作为滋阴药使用。养血药性多黏腻，凡湿浊中阻，脘腹胀满，食少便溏的不宜应用；脾胃虚弱的，应与健胃消化的药物同用，以免影响食欲。

○ 熟地黄

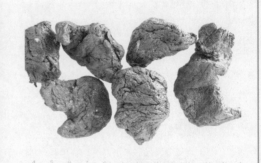

【科属与药用部分】

本品为玄参科植物地黄经蒸制后的块状根。

【性味与归经】

甘，微温。入心、肝、肾经。

【功效】

补血，滋阴。

地黄一物，在临床应用上根据加工情况不同，有下列三种，新鲜的叫鲜生地，古称生地黄，现市上所用大都是如手指粗的未长大者；长大而晒干者叫生地，古称干地黄；用生地加工蒸熟后叫熟地黄，简称熟地。鲜生地长于清热凉血；生地长于凉血滋阴；熟地则专用于滋养，能补血滋阴。熟地黄与山萸肉、肉苁蓉、枸杞子、菟丝子等都是平补的药品，无论肾阴亏虚或肾阳不足，都可配用；但本品补益肝肾的功效较好，而且还有补血作用。

本品性滋腻，易于助湿碍胃，故脾胃虚弱、湿阻胸闷、食少便溏者不宜应用；如果血虚、肝肾不足等症而有脾胃运化不良，应用熟地时可与理气健胃的药品如陈皮、砂仁等配伍同用，能减少它滋腻碍胃之性。

◎ 临床应用

1. 用于血虚萎黄、眩晕、心悸、失眠及月经不调、崩漏等症。

熟地能补血滋阴而养肝益肾，凡血虚阴亏、肝肾不足所致的眩晕，均可应用。补血常与当归、白芍等同用；补肝肾常与山茱萸等同用。此外，如配党参、酸枣仁、茯苓等品，可用于心悸、失眠；配当归、白芍、白芍、香附等药，可用治月经不调；配阿胶、当归、白芍等，可用于崩漏。

2. 用于肾阴不足，骨蒸潮热，盗汗，遗精及消渴等症。

本品滋肾益阴，适用于肾阴不足所引起的各种病症，常与山茱萸、丹皮等配伍应用；如属阴虚火旺、骨蒸潮热等症，可与龟板、知母、黄柏等同用。

◎ 处方用名

熟地、大熟地（蒸制用）、熟地炭（熟地炒焦后应用，主要用于止血）、砂仁拌熟地（用砂仁拌用，主要减少其滋腻碍胃之性）。

◎ 用法用量

内服：煎汤，10 ~ 30 克；或入丸散；或熬膏，或浸酒。

◎ 名方良方

治小便数而多：龙骨、桑螵蛸、熟干地黄、栝蒌根、黄连（去须）各30克。上药，捣细罗为散，每于食前，以粥饮调下6克。本方出自《圣惠方》。

治气短似喘，呼吸促急，提不能升，咽不能降，气道噎塞，势极垂危者：熟地黄 21 ~ 24 克（病情严重者，可加量到 30 ~ 60 克），炙甘草、当归各 6 ~ 9 克。上药加水 400 毫升，煎取 300 毫升，温服。本方名为贞元饮，出自《景岳全书》。

◎ 药典论述

《本草纲目》："填骨髓，长肌肉，生精血，补五脏内伤不足，通血脉，利耳目，黑须发"

《本草正》："阴虚而神散者，非熟地……不足以聚之；阴虚而火升者，非熟地……不足以降之；阴虚而躁动者，非熟地……不足以镇之；阴虚而刚急者，非熟地……不足以缓之。"

◎ 养生药膳

⊙ 地黄炒鸡心

配　方：地黄 12 克，鸡心 200 克，红椒 50 克。

制　作：地黄煎取浓汁调盐、味精加芡粉搅匀备用，锅底油煸香葱、姜、红椒，下入鸡心爆炒至熟烹芡汁炒匀即可。

功　效：补血滋阴。

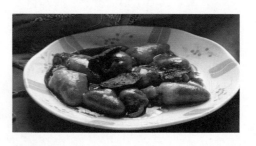

○ 何首乌

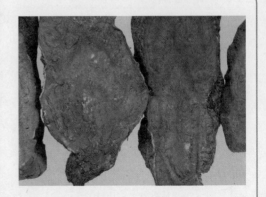

【科属与药用部分】

本品为蓼科植物何首乌的块根。

【性味与归经】

苦、涩，微温。制熟则味兼甘。入肝、肾经。

【功效】

补肝肾，益精血，润肠通便，解毒，截疟。

何首乌生用润肠、解疮毒，制用补肝肾、益精血，功用不同。这是前人长期临床实践的宝贵经验，现已经科学研究所证实。

现代临床上应用制首乌，已有所发展，如用治高血压、血管硬化、头晕等症，常与桑寄生、女贞子等配伍；用治冠状动脉硬化性心脏病，常与丹参、郁金、瓜蒌等配伍。

◎ 临床应用

1. 用于血虚萎黄，眩晕，失眠，头发早白，腰膝酸软，筋骨不健等症。

制首乌的补肝肾作用较为显著，又有补血作用，用于血虚萎黄、头晕目眩、头发早白、腰膝酸软等症，常与地黄、枸杞子、菟丝子等配伍。

2. 用于肠燥便秘，瘰疬，疮痈及久疟等症。

本品生用有润肠通便，消疮毒的功效。单用本品一两煎服，即有润肠通便作用；如配连翘、玄参等能解毒消痈；配人参、当归、鳖甲、知母等能治体虚久疟等。

◎ 处方用名

制首乌（蒸熟用）、生首乌（即生干首乌）。

◎ 用法用量

内服：煎汤，10～20克；熬膏、浸酒或入丸、散。外用：适量，煎水洗、研末撒或调涂。

◎ 名方良方

治骨软风，腰膝疼，行履不得，遍身瘙痒：首乌、牛膝（锉）各500克。以好酒1000毫升，浸7日，曝干，捣末，制蜜丸。

每日服 30 ~ 50 丸，饭前以酒送下。本方出自《经验方》。

治久疟阴虚，热多寒少，以此补而截之：何首乌，为末，鳖血为丸，黄豆大，辰砂为衣，临发，五更白汤送下 2 丸。本方名为何首乌丸，出自《赤水玄珠》。

◎ 药典论述

《开宝本草》："治瘰疬，消痈肿，疗头面风疮，治五痔，止心痛，益血气，黑髭发，……久服长筋骨，益精髓，……亦治妇人产后及带下诸疾。"

《本草备要》："补肝肾，涩精，养血去风，为滋补良药。气血大和，则劳瘦风虚，崩带疮痔，瘰疬痈肿，诸病自已。止恶疟。"

◎ 养生药膳

⊙ 何首乌鸡粒糯米粥

配　方：何首乌 3 片，鸡粒 50 克，糯米 150 克，姜丝 3 克。

制　作：糯米清洗后与泡软的何首乌片一同放入锅中，大火烧开转小火煮25 分钟，加入鸡粒、姜丝再煮 5 分钟即可。

功　效：补肝肾，益精血，补肝益气。

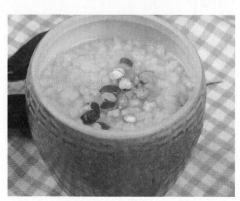

○ 当归

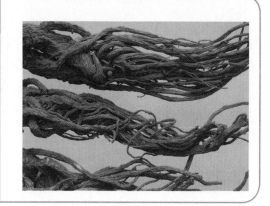

【科属与药用部分】

本品为伞形科植物当归的根。

【性味与归经】

甘、辛，温。入肝、心、脾经。

【功效】

补血调经，活血止痛。

当归既能补血，又能活血，故有和血的功效，为治血病的要药。因它长于调经，尤为妇科所重视，凡妇女月经不调、血虚经闭、胎产诸症，为常用的药品。而外科亦多应用，对肿疡期的散瘀消肿，溃疡期的养血生肌，都有着良好的疗效。

当归甘温而润，辛香善于行走，因此可与理气药配合，用治气滞血瘀的症候；与祛风湿药配伍，用治风湿痹痛。本品行则有余，守则不足，故如属崩漏经多，使用时必须谨慎。

◎ 临床应用

1. 用于月经不调、痛经、经闭、崩漏及血虚体弱等症。

当归功能补血，常与黄芪、党参等配伍，用治血虚体弱；因它又能活血，故可用于调经，为妇科常用时药品。治月经不调、经行愆期或过少，常与熟地、白芍、川芎等配伍；治经行腹痛，常与香附、延胡索等同用；治经闭不通，可与桃仁、红花等配伍；治崩漏，可与阿胶、地黄、艾叶等同用。

2. 用于跌打损伤瘀痛，痈肿血滞疼痛，产后瘀滞腹痛，风湿痹痛及经络不利等症。

本品具有良好的活血作用，故临床上应用比较广泛，可适用于各种瘀滞作痛之症。在具体使用方面，治损伤瘀痛，可与红花、桃仁、落得打等品配伍。用治痈肿瘀滞疼痛，在肿疡期，可与银花、连翘、丹皮、赤芍、甘草等配伍；在溃疡期，如气血两虚者，可与黄芪、熟地、党参等配伍；如气血不和而有僵块未消、排脓未尽者，可合黄芪、银花、甘草、乳香等同用。治产后瘀滞腹痛，可与益母草、川芎、桃仁等配伍。治风湿痹痛，可与羌活、独活、防风、秦艽等配伍。用于经络不利、筋骨酸痛，可与桂枝、鸡血藤、白芍等同用。

此外，本品又能润肠通便，可用于血虚肠燥便秘，常与肉苁蓉、生首乌等配伍。

◎ 处方用名

当归、全当归、西当归（洗净、晒干、切片用）、酒当归（酒炒用，加强活血之功）。

◎ 用法用量

内服：煎汤，6～12克；或入丸、散；或浸酒；或敷膏。

◎ 名方良方

治妊娠小便难，饮食如故：当归、贝母、苦参各120克。三味捣研为末，炼蜜丸如小豆大。饮服3丸，可加至10丸。本方名为当归苦参丸，出自《金匮要略》。

治妊娠胎动不安，腰腹疼痛：当归（锉）15克，葱白（细切）0.3克。上二味，先以水900毫升，煎至400毫升，入好酒200毫升，更煎数沸，去渣，分作3服。本方名为安胎饮，出自《圣济总录》。

◎ 药典论述

《本经》"主妇人漏下，诸恶疮疡，……金疮。"

《本草纲目》："治头病，心腹诸痛，润肠胃、筋骨、皮肤，治痛疽，排脓止痛，和血补血。"

◎ 养生药膳

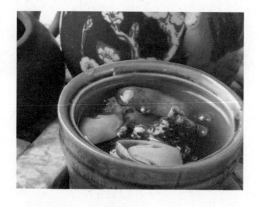

配　方：当归8克，乌鸡1只，葱、姜各15克，草菇50克。

制　作：乌鸡洗净切块飞水，加葱姜、黄酒、当归、盐、味精、草菇清汤炖至熟软即可。

功　效：益气补虚。

○ 白芍

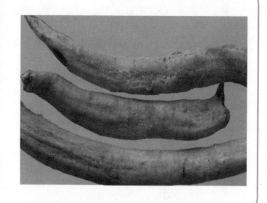

【科属与药用部分】

本品为毛茛科植物芍药除去外皮的根。

【性味与归经】

苦、酸，微寒。入肝经。

【功效】

养血敛阴，柔肝止痛，平肝阳。

白芍养血平肝，长于敛阴；赤芍凉血活血，长于散瘀。故于补血、养阴及调经方中，常用白芍；于清热凉血及活血祛瘀剂中，常用赤芍。

◎ 临床应用

1. 用于月经不调，经行腹痛，崩漏，以及自汗、盗汗等症。

白芍能养血敛阴，治妇科疾患，常与当归、熟地黄、川芎等药配合应用。本品如与桂枝同用，能协调营卫，用以治疗外感风寒、表虚自汗而恶风；与龙骨、牡蛎、浮小麦等药同用，可敛阴潜阳，用治阴虚阳浮所致的自汗、盗汗等症。

2. 用于肝气不和所致的胁痛、腹痛，以及手足拘挛疼痛等症。

白芍功能养血而柔肝，缓急而止痛，

故可用于肝气不和所致的胸胁疼痛、腹痛及手足拘挛等症。治胁痛，常与柴胡、枳壳等同用；治腹痛及手足拘挛，常与甘草配伍；如治痢疾腹痛，可与黄连、木香等同用。

3. 用于肝阳亢盛所引起的头痛、眩晕。

白芍生用，能敛阴而平抑肝阳，故可用于肝阳亢盛的头痛、眩晕等症，常与桑叶、菊花、钩藤、白蒺藜等同用。

◎ 处方用名

炒白芍（用麸皮拌炒至微黄用，多用于养血、敛阴）、生白芍（生用，多用于平肝）。

◎ 用法用量

内服：煎汤，5 ~ 12 克；或入丸、散。大剂量可用 15 ~ 30 克。

◎ 名方良方

治肠胃燥热之便秘：麻子仁 20 克，芍药、枳实、厚朴各 9 克，大黄 12 克，杏仁 10 克。上为细末，炼蜜为丸。每次 9 克，每日 1 ~ 2 次，温开水送服。本方名为麻子仁丸，出自《伤寒论》。

治脚气肿痛：白芍药 300 克，甘草 50 克。上药为末，白开水点服。本方出自《岁时广记》。

◎ 药典论述

《本经》："主邪气腹痛，除血痹，破坚积，寒热疝瘕，止痛，利小便，益气。"

《本草正义》："补血，益肝脾真阴，而收摄脾气之散乱，肝气之恣横，则白芍也；逐血导瘀，破积泄降，则赤芍也。故益阴养血，滋润肝脾，皆用白芍；活血行滞，宣化疡毒，皆用赤芍。"

◎ 养生药膳

⊙ 白芍枸杞炖鹿鞭

配 方：白芍 20 克，枸杞 5 克，西洋参 10 克，鹿鞭 300 克。

制 作：白芍洗净备用，鹿鞭用清水洗净，加水、葱、姜、料酒、白萝卜用清水煮软，去净尿管，切成鞭花。锅中加适量的水，放入白芍、西洋参、枸杞、鹿鞭小火炖至鞭花软烂即可食用。

功 效：养血敛阴，补血益气，滋肾壮阳。

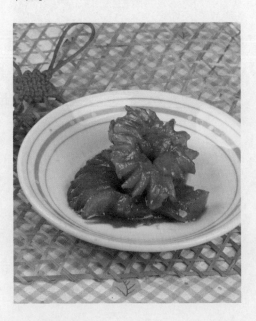

○ 阿胶

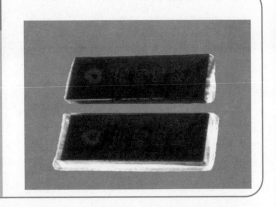

【药用】

本品为驴皮熬制成的胶块。

【性味与归经】

甘，平。入肺、肝、肾经。

【功效】

补血止血，滋阴润肺。

阿胶与熟地都能补血滋阴，但阿胶的补血功效较佳，且能润肺、止血，它的黏腻之性超过熟地；熟地则以补肾滋阴见长。凡内有瘀滞，脾胃虚弱、消化不良以及有表证者，均不宜应用阿胶。

◎ 临床应用

1. 用于血虚萎黄，眩晕，心悸等症。

阿胶补血作用较佳，为治血虚的要药，常配伍当归、党参、黄芪等同用。

2. 用于虚劳咯血、吐血、便血、尿血、崩漏等症。

阿胶善于止血，对一切失血之症，均可应用，然以咯血、便血、崩漏等用之较为适宜。对出血而出现的血虚症候，应用阿胶既能止血，又能补血，有标本兼顾之效。临床上用于止血，常与生地黄、蒲黄、藕节等同用。

3. 用于热病伤阴，虚烦不眠等症。

本品能滋阴而润燥，对热病伤阴，内风欲动，常配合钩藤、牡蛎等同用；对阴亏火炽、虚烦不眠，常配合白芍、黄连等同用。

此外，本品又可用于阴虚咳嗽、咯血，常与麦冬、沙参、马兜铃等配伍，有养阴润肺止血的功效。

◎ 处方用名

阿胶、陈阿胶、驴皮胶（补血止血）。阿胶珠、蛤粉炒阿胶（用海蛤壳研粉同炒，用以润肺化痰，止咳止血）、蒲黄炒阿胶（用以止血）。

◎ 用法用量

内服：烊化兑服，5～10克；炒阿胶可入汤剂或丸、散。滋阴补血多生用，清肺化痰蛤粉炒，止血蒲黄炒。

◎ 名方良方

治大衄，口耳皆出血不止：阿胶（捣碎，炒令黄燥）15克，蒲黄30克。上药捣细罗为散。每服6克，加水200毫升，入生地黄汁40毫升，煎取120毫升。不计时候，温服。本方名为《圣惠方》。

治妇人漏下不止：阿胶、鹿茸各90克，乌贼骨、当归各60克，蒲黄30克。上药治下筛。空心酒服2克，每日3次，夜间服1次。本方出自《千金方》。

◎ 药典论述

《本经》："主心腹内崩，劳极洒洒如疟状，腰腹痛，四肢酸痛，女子下血，安胎。"

《本草纲目》："疗吐血衄血，血淋尿血，肠风下痢，女人血病血枯，经水不调，无子，崩中带下，胎前产后诸疾 …… 虚劳咳嗽，喘急，肺痿唾脓血 …… 和血滋阴，除风润燥，化痰清肺。"

◎ 养生药膳

⊙ 阿胶糯米粥

配　方：阿胶15克，川贝粉8克，糯米150克。

制　作：1. 阿胶加温水蒸至融化备用，糯米洗净备用。

2. 砂锅内加清水煮开，下糯米、川贝粉同煮至熟软黏稠放入阿胶水调匀即可。

功　效：滋阴润燥，止咳平喘。

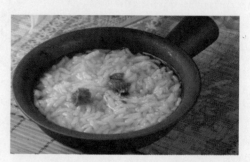

○ 桑葚

【科属与药用部分】

本品为桑科植物桑的未成熟果实。

【性味与归经】

甘，寒。入心、肝、肾经。

【功效】

滋阴补血。

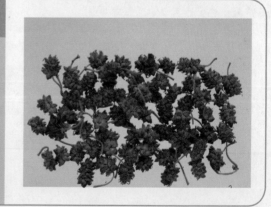

桑葚有补益肝肾，滋阴养血，生津润肠、乌发明目等功效，具有良好的防癌、抗衰老、抗溃疡、抗病毒等作用。

◎ 临床应用

用于阴血不足，眩晕，失眠，以及肝肾阴虚，须发早白等症。

本品功能益肝肾、养阴血，对于阴血

不足的眩晕、失眠等症，常与熟地黄、白芍等配合应用；对肝肾不足、须发早白、耳聋目昏，又可配合何首乌、女贞子等同用。此外，本品有滋润肠燥的作用，血虚肠燥便秘亦可应用。

◎ 处方用名

桑葚子、黑桑葚（洗净，晒干用）。

◎ 用法用量

内服：煎汤，10～15克；或熬膏、浸酒、生啖；或入丸、散。外用：适量，浸水洗。

◎ 名方良方

治心肾衰弱不寐，或习惯性便秘：鲜桑葚50～100克，加水适量，煎服。本方出自《闽南民间草药》。

治阴证腹痛：桑葚适量，风干，研为末。每服9克，以热酒送下，取汗。本方出自《濒湖集简方》。

◎ 药典论述

《新修本草》："单食止消渴。"

《本草求真》："除热养阴……乌须黑发。"

◎ 养生药膳

⊙ 桑葚红枣粥

配　方：桑葚20克，红枣10颗，冰糖20克，粳米100克。

制　作：1.桑葚去杂质洗净，红枣洗净去核。

2.将桑葚、红枣放入锅中，置于武火上烧开，再用文火煮20分钟，加入冰糖，熬化即可。

功　效：滋阴养血，补脾胃。

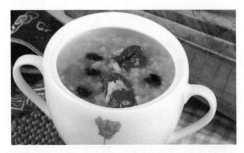

○ 龙眼

【科属与药用部分】

本品为无患子科植物龙眼的假种皮。

【性味与归经】

甘，温。入心、脾经。

【功效】

补心安神，养血益脾。

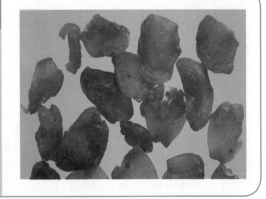

◎ 临床应用

1. 用于心脾虚损的失眠健忘，惊悸怔忡等症。

本品有滋养作用，能补益心脾，对心脾虚损的失眠、惊悸、怔忡等症，常与酸枣仁、远志、白术、茯苓、当归等配合应用。

2. 用于气血不足，体虚力弱等症。

本品既能补脾胃之气，又能补营血不足，单用一味熬膏，或配合其他益气补血药物同用，可治气弱血虚之症。

◎ 处方用名

龙眼肉、桂圆肉（去壳与核用）。

◎ 用法用量

内服：煎汤，10～15克，大剂量30～60克；或熬膏；或浸酒；或入丸、散。

◎ 名方良方

治脾虚泄泻：龙眼干14粒，生姜3片。水煎服。本方出自《泉州本草》。

温补脾胃，助精神：龙眼肉不拘多少，放白酒内浸泡100天。每日饮药酒1小杯。本方出自《万氏家抄方》。

◎ 药典论述

《本草纲目》："开胃益脾，补虚长智。"

《随息居饮食谱》："龙眼甘温，益脾阴，滋营充液。"

◎ 养生药膳

⊙ 桂圆红枣莲藕汤

配　方：桂圆肉30克，红枣20克，藕250克，冰糖30克。

制　作：藕洗净切片，桂圆洗净，放入砂锅内放水适量，煮沸，文火煮40分钟加入冰糖，搅匀即可。

功　效：补脾和胃，益气生津。

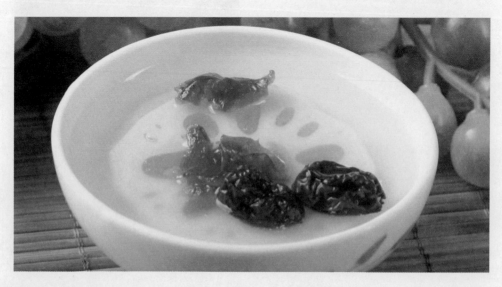

第四节 滋阴药

滋阴药，又叫养阴药或补阴药，就是能治疗阴虚病症的药物。具有滋肾阴、补肺阴、养胃阴、益肝阴等功效，适用于肾阴不足、肺阴虚弱、胃阴耗损、肝阴亏乏等病症。它们的主要症状为：

（1）肺阴虚：干咳，咯血，虚热，烦渴。

（2）胃阴虚：唇赤，舌绛，苔剥，津少口渴，或不知饥饿，或胃中虚嘈，甚或有呕、秽等症。

（3）肝阴虚：两眼干涩昏花，眩晕等症。

（4）肾阴虚：潮热，盗汗或遗精等症。

以上各种阴虚病症都可用滋阴药治疗，但滋阴药各有专长，应随症选用。

滋阴药大多甘寒滋腻，如调脾肾阳虚，痰湿内阻，胸闷食少，便溏腹胀等症，不宜应用。

○ 沙参

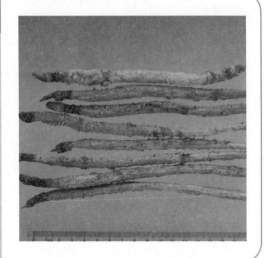

【科属与药用部分】

本品为伞形科植物珊瑚菜（北沙参）或桔梗科植物杏叶沙参、轮叶沙参（均为南沙参）的根。

【性味与归经】

甘，微寒。入肺、胃经。

【功效】

润肺止咳，养胃生津。

南沙参与北沙参是两种植物，一般认为两药功用相似，但南沙参偏于清肺祛痰，养胃生津的作用较差；北沙参养胃生津的作用较佳。

据古代文献记载，前人所用沙参，系南沙参。至清代《本草纲目拾遗》《本经逢原》两书，始载有沙参分南、北两种。

◎ 临床应用

1. 用于肺虚有热、干咳少痰，或久咳声哑等症。

沙参功能清肺养阴，且益肺气，为治肺虚热咳的要药，常与川贝、麦冬等配伍。

2. 用于胃阴耗伤、津少口渴等症。

沙参甘凉柔润，能养胃阴而复津液，故可用于热病伤津、舌绛口渴等症，常与麦冬、生地、石斛等品同用。

◎ 处方用名

南沙参、大沙参、空沙参（其形粗大，质较疏松，功同北沙参而作用较弱）。

北沙参、北条参、细条参（其形细长，质坚致密，功效较佳）、鲜沙参（即南沙参之新鲜者，清肺热之功较佳，多用于肺虚有火、咳嗽痰多）。

◎ 用法用量

内服：煎汤，5～10克；或入丸、散、膏剂。

◎ 名方良方

治一切阴虚火炎，似虚似实，逆气不降，消气不升，烦渴咳嗽，胀满不食：北沙参15克，水煎服。本方出自《林仲先医案》。

治阴虚火炎，咳嗽无痰，骨蒸劳热，肌皮枯燥，口苦烦渴等症：北沙参、知母、川贝母、怀熟地、麦门冬、鳖甲、地骨皮各12克，制丸，或制膏。每日早晨服9克，以白开水送下。本方出自《卫生易简方》。

◎ 药典论述

《本经》："主血积惊气，除寒热，补中，益肺气。"

《本草纲目》："清肺火，治久咳肺痿。"

◎ 养生药膳

⊙ 北沙参五味煲鹿肉

配　方：北沙参6克，五味子5克，鹿肉300克。

制　作：鹿肉改刀成块，北沙参、五味子用清水洗净，把改好的鹿肉焯水与北沙参、五味子放入煲中调味，煲制45分钟即可。

功　效：养阴清肺，补血，补气。

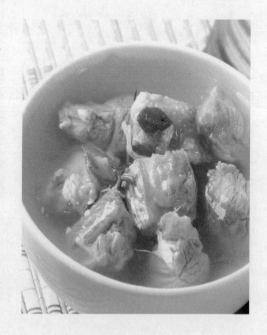

○ 天门冬

【科属与药用部分】

本品为百合科植物天门冬的块根。

【性味与归经】

甘、苦，大寒。入肺、肾经。

【功效】

润肺止咳，养阴生津。

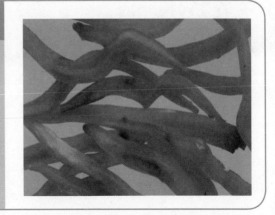

天门冬为一味甘寒清润的药物，善治肺肾虚热。用于上焦，能清肺热而养肺阴；用于下焦，能滋肾养阴，且可润燥滑肠。如属脾胃虚弱泄泻者，不宜应用。

◎ 临床应用

1. 用于肺阴受伤，燥咳、咯血等症。

天冬功能养阴清热而润肺，故可用于肺虚有热、干咳少痰、咯血等症，常与麦冬、沙参、生地等配伍。

2. 用于阴虚内热，口渴等症。

天冬能滋阴生津，凡遇热病伤阴、阴虚内热、津少口渴等症，可与生地、麦冬、石斛等同用。

◎ 处方用名

天门冬、明天冬、天冬（洗净，晒干，切断用）。

◎ 用法用量

内服：煎汤，6～15克；熬膏，或入丸、散。外用：适量，鲜品捣敷或捣烂绞汁涂。

◎ 名方良方

治嗽：天门冬（去心）、人参、熟干地黄各等份。上药为细末，炼蜜为丸，如樱桃大，含化服之。本方名为三才丸，出自《儒门事亲》。

治妇人喘，手足烦热，骨蒸寝汗，口干引饮，面目浮肿：天门冬300克，麦门冬（去心）250克，生地黄（取汁为膏）1500克。将天门冬、麦门冬研为末，与地黄膏和丸，如梧桐子大。每服50丸，煎逍遥散送下。逍遥散中去甘草加人参。本方名为天门冬丸，出自《素问病机保命集》。

◎ 药典论述

《本经》："主诸暴风湿偏痹，强骨髓，杀三虫。"

《药性本草》"治肺气咳逆，喘息促急，肺痿生痈吐脓，除热，通肾气，止消渴。"

◎ 养生药膳

⊙ 天冬鲫鱼银丝汤

配 方：天冬 30 克，鲫鱼 2 条，萝卜丝 100 克。

制 作：天冬洗净备用清水泡软，鲫鱼宰杀洗净，萝卜切成丝备用。锅中放少许油，鲫鱼稍煎，放葱姜、天门冬、萝卜丝，加适量的水，大火炖制，等到汤汁浓白鲫鱼软烂即可食用。

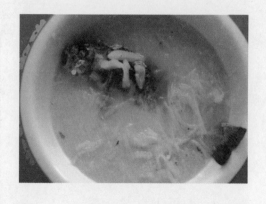

功 效：滋阴润躁，健脾利湿，温中益气。

◯ 麦门冬

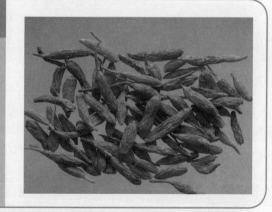

【科属与药用部分】

本品为百合科植物沿阶草的块根。

【性味与归经】

甘、微苦，微寒。入心、肺、胃经。

【功效】

清心润肺，养胃生津。

麦冬味甘气凉，质柔多汁，长于滋燥泽枯，养阴生津，善治肺胃虚热，且能清心除烦。

本品又有清热润燥滑肠之功，与玄参相似，两药常相须配合，用于热病伤津、肠燥便秘。如属脾胃虚寒，大便溏泻或有湿滞者，不宜应用。

麦冬与天冬，都是甘寒清润的药品，两者养阴润燥的功效相似，故对肺阴受伤、干咳少痰等症，常配合同用。但麦冬润肺，又能养胃清心；天冬润肺，又能滋肾，性较寒凉。如胃阴不足、心烦燥渴等症，多用麦冬；肾阴亏损、潮热遗精等症，则多用天冬。

◎ 临床应用

1. 用于肺阴受伤，燥咳，咯血，以及心烦不安等症。

麦冬为清润之品，既能润肺止咳，又能清心降火。用治肺虚热咳，咯血等症，可与沙参、天冬、生地等配伍；用于清心除烦，可与竹叶卷心、莲子心等同用。

2. 用于津少口渴等症。

麦冬能滋养胃阴而生津，故可用于阴虚内热、胃阴耗伤、津少口渴等症，常与石斛、沙参、天冬、生地、玉竹等配伍应用。

◎ 处方用名

麦冬、麦门冬、笕麦冬（指产浙江笕桥者）、寸麦冬（指粗大盈寸者）（洗净，晒干用）。

◎ 用法用量

内服：煎汤，6～15克；或入丸、散、膏。外用：适量，研末调敷；煎汤涂；或鲜品捣汁搽。

◎ 名方良方

治吐血，衄血不止：生麦门冬汁、生刺蓟汁、生地黄汁各100毫升。相和，于锅中略暖过，每服100毫升，调伏龙肝末3克服之。本方名为麦门冬饮子，出自《圣惠方》。

治火逆上气，咽喉不利：麦门冬7升，半夏1升，人参、甘草各60克，粳米三合，大枣12枚。上六味，以水2400毫升，煮取1200毫升，温服200毫升，每日4次。本方出自《金匮要略》。

◎ 药典论述

《本经》："主心腹结气，伤中伤饱，胃络脉绝，羸瘦短气。"

《别录》"疗虚痨客热，口干燥渴……定肺气，安五脏。"

◎ 养生药膳

⊙ 醪糟麦冬

配　方：醪糟10克，麦冬100克。

制　作：麦冬水泡透加醪糟蒸20分钟冷却即可。

功　效：补心清肺。

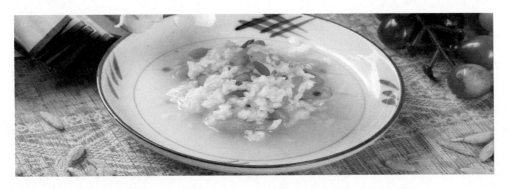

○ 石斛

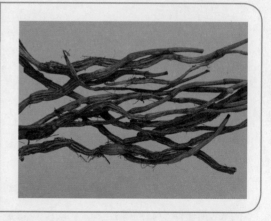

【科属与药用部分】

本品为兰科植物石斛的茎。

【性味与归经】

甘，微寒。入肺、胃、肾经。

【功效】

滋阴，养胃，生津。

石斛一药，作用较为单纯，主要用于养胃阴，清虚热。它的养胃生津之功较麦冬为佳，但无润肺止咳、清心除烦的作用。

◎ 临床应用

用于热病伤阴，口干燥渴，或病后津亏虚热，以及胃阴不足、舌绛、少津等症。

石斛用于阴虚内热、口干燥渴以及胃阴不足、舌绛少津等症，常与麦冬、沙参、生地等品配伍。鲜者清热生津之功较佳，故凡遇热病肺胃火炽、津液已耗、舌绛干燥或舌苔变黑、口渴思饮者，可用新鲜石斛。

◎ 处方用名

金石斛、金钗石斛（养胃生津）、川石斛、干石斛、细石斛、黄草（主要清胃火、养阴生津，但生津之力稍差，而价较金石斛稍贵）。

◎ 用法用量

内服：煎汤 6 ～ 15 克，鲜品加倍；

或入丸、散；或熬膏。鲜石斛清热生津力强，热津伤者宜之；干石斛用于胃虚夹热伤阴者为宜。

◎ 名方良方

治眼目昼视精明，暮夜昏暗，视不见物，名曰雀目：石斛、仙灵脾各30克，苍术（米泔浸，切，焙）15克。上三味，捣罗为散，每服 6 克，空心米饮调服，日再。本方名为石斛散，出自《圣济总录》。

治中消：鲜石斛15克，熟石膏、南沙参、玉竹各12克，麦门冬 6 克，天花粉、山药、茯苓各9克，广皮3克，半夏4.5克。甘蔗90克，煎汤代水。本方名为祛烦养胃汤，出自《医醇剩义》。

◎ 药典论述

《本经》："主伤中，除痹，下气，

补五脏虚劳羸瘦，强阴，久服厚肠胃。"

《本草正义》："金石斛则躯干较伟，色泽鲜明，能清虚热，而养育肺胃阴液者，以此为佳。"

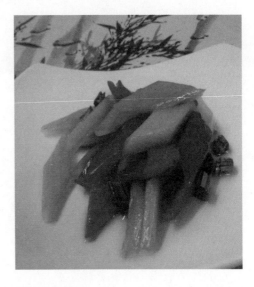

◎ 养生药膳

⊙ 石斛炒芹菜

配　方：石斛 5 克，芹菜 300 克，红椒 10 克。

制　作：石斛用热水泡洗净，加入适量的水蒸 10 分钟，芹菜焯水。锅中放入少量油，加入葱段、蒜片爆香，加入芹菜、红椒、（蒸好的）石斛，调入酱油、盐、味精炒熟即可。

功　效：健脾生津。

○ 玉竹

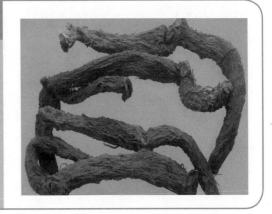

【科属与药用部分】

本品为百合科植物玉竹的根茎。

【性味与归经】

甘，平。入肺、胃经。

【功效】

滋阴润肺，养胃生津。

玉竹原名为葳蕤，又称萎蕤，味甘多脂，质柔而润，长于养阴，补而不腻，故适用于内热燔灼、耗伤肺胃阴液的症候。它养阴润肺的功效，与天冬、麦冬相近似，但天冬能滋肾，麦冬可清心，玉竹则专治肺胃燥热，三者各有所长。

本品虽为养阴之品，然无滋腻之性，故补阴而不恋邪，可用于素体阴虚、感受外邪而致发热、无汗、恶寒、咳嗽、咽干口渴等症，可与葱白、豆豉、薄荷、桔梗、白薇、甘草等同用。

◎ 临床应用

用于肺阴受伤，肺燥咳嗽，干咳少痰，以及胃热炽盛，津伤口渴，消谷易饥等症。

玉竹有润肺养胃、生津增液的功效，适用于肺胃燥热之症，常与沙参、麦冬、天冬等配伍同用。

◎ 处方用名

肥玉竹、玉竹（生用，清热养阴较好）。制玉竹（蒸熟用，专用于滋补养阴）；炒玉竹（清炒用，滋补养阴）。

◎ 用法用量

内服：煎汤，6～12克；熬膏、浸酒或入丸、散。外用：适量，鲜品捣敷；或熬膏涂。阴虚有热宜生用，热不甚者宜制用。

◎ 名方良方

治男妇虚症，肢体酸软，自汗，盗汗：玉竹15克，丹参7.5克。水煎服。本方出自《滇南本草》。

治发热口干，小便涩：玉竹150克。煮汁饮之。本方出自《外台秘要》。

◎ 药典论述

《本经》："主中风暴热，不能动摇，跌筋结肉，诸不足。"

《本草纲目》："主风温自汗灼热，及劳疟寒热。"

◎ 养生药膳

⊙ 玉竹山药炖乌鸡

配　方：玉竹12克，草菇35克，乌鸡1只（约500克）。

制　作：1.玉竹洗净，草菇飞水备用，乌鸡洗净剁块飞水备用。

2.将乌鸡、玉竹放入锅中加葱、姜、料酒、盐、胡椒粉、水适量、猪油，用大火烧沸，小火炖1小时即可。

功　效：滋阴润肺，温中益气。

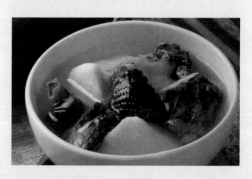

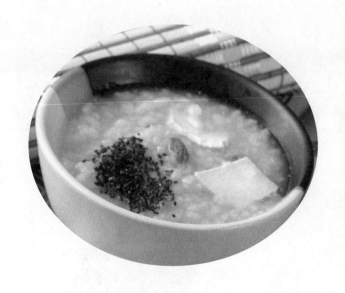

第一章 解表药

凡能疏肌解表、促使发汗，用以发散表邪、解除表证的药物，称为解表药。

解表药多属辛散之品，辛能发散，可使外邪从汗而解，故适用于邪在肌表的病症。也即《内经》所说的"其在皮者，汗而发之"的意义。解表药的临床应用有以下几点：

1. 感受外邪，具有恶寒、发热、头痛、身痛、无汗、脉浮等表证者。

2. 表邪郁闭，麻疹透发不畅者；水肿初期或麻疹初期兼有表证者，以及其他疾病具有表证需要发汗解表者。

解表药虽能透过发汗解除表证，但汗出过多能耗散阳气，损伤津液；因此，凡自汗、盗汗、热病伤津以及阴虚发热等症，都应慎用。根据解表药的性能，可分为发散风寒和发散风热两类。

第一节　发散风寒药

发散风寒药，性味多为辛温，发汗作用较强。适用于感冒风寒，呈现恶寒发热、无汗、鼻塞或流清涕、舌苔薄白、口不渴、脉浮等寒象比较突出的表证。对于咳嗽气喘、脚气水肿及风湿痛等初起具有上述表证的，也可应用。

○ 紫苏

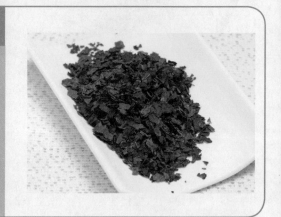

【药用】

本品为唇形科植物紫苏的茎叶。

【性味与归经】

辛，温。入肺、脾经。

【功效】

发汗解表，行气宽中，解鱼蟹毒。

紫苏既能发汗散寒以解表邪，又能行气宽中、解郁止呕，故对风寒表证而兼见胸闷呕吐症状的，使用本品，很是适宜；或无表证而有气滞不畅症状的，也可用于宣通。如配藿香、陈皮则解表和中，配半夏、厚朴则解郁宽胸。

◎ 临床应用

1. 用于感冒风寒。

紫苏能散表寒，发汗力较强，用于风寒表证，见恶寒、发热、无汗等症，常配生姜同用；如表证兼有气滞，可与香附、陈皮等同用。

2. 用于胸闷、呕恶等症。

紫苏用于脾胃气滞、胸闷、呕恶，不论有无表证，均可应用，都是取其行气宽中的作用，临床常与藿香配伍应用。此外，本品能行气安胎，常配砂仁、陈皮同用，治疗妊娠恶阻、胎动不安。

3. 用于食鱼蟹后引起的吐泻腹痛。

紫苏辛温，能解鱼蟹毒。中鱼蟹毒后可用单味紫苏煎服，或配合生姜同用。

◎ 处方用名

紫苏、紫苏叶（洗净，晒干，切碎用）。

◎ 用法用量

内服：煎汤，5～10克。外用：适量，捣敷、研末搽膪或煎汤洗。

◎ 名方良方

治伤风发热：紫苏叶、防风、川芎各7.5克，甘草3克，陈皮5克，生姜2片。水煎服。本方名为苏叶汤，出自《不知医必要》。

治咳逆短气：紫苏茎叶（锉）30克，人参15克。上药粗捣，过筛备用。每次取药末6克，加水200毫升，煎至140毫升，去滓，温服。每日2次。本方名为紫苏汤，出自《圣济总录》。

治乳痈肿痛：紫苏适量，煎汤频服；并将药渣捣烂，敷于患处。本方出自《海上仙方》。

治金疮出血：嫩紫苏叶、桑叶，同捣，敷贴患处。本方出自《永类钤方》。

◎ 药典论述

《本草纲目》："解肌发表，散风寒，行气宽中，消痰利肺。"

《本草正义》："紫苏芳香气烈……外开皮毛，泄肺气而通腠理。上则通鼻塞、清头目，为风寒外感灵药；中则开胸膈、醒脾胃、宣化痰饮，解郁结而利气滞。"

◎ 养生药膳

⊙ 紫苏粳米粥

配　方：紫苏9克，红砂糖20克，粳米100克。

制　作：1. 紫苏洗净切丝备用，粳米洗净。

2. 锅中加水烧沸，放入粳米，粳米熟后入切好的紫苏丝、红砂糖，煮3分钟即可。

功　效：解表散寒，宽胸理气。

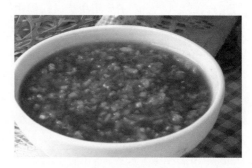

○ 白芷

【药用】

本品为伞形科植物白芷或川白芷的根。

【性味与归经】

辛，温。入肺、胃经。

【功效】

祛风解表，止痛，消肿排脓，燥湿止带。

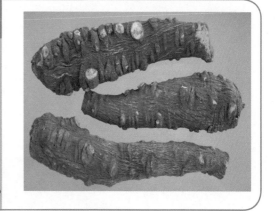

白芷辛散祛风，温燥除湿，芳香通窍，善能止痛，又可消肿排脓。它的止痛效果良好，跟据临床实践，不仅可治头痛，还可治风湿痹痛。

配荆芥、防风，能散风寒而止头痛；配苍耳子、辛夷花能通鼻窍而治鼻渊；配黄柏、苍术、椿根皮，可清热燥湿而治湿热带下；配银花、天花粉、当归、甘草等，可消肿排脓而治疮疡肿痛；配桑枝、秦艽、独活等，可祛风止痛而治风湿痹痛。

◎ 临床应用

1. 用于感冒风寒，头痛，鼻塞等症。

白芷发散风寒，且有止痛、通鼻窍等作用，故主要用治风寒表证兼有头痛鼻塞的病症。如头痛剧者加羌活、细辛；鼻塞者配藿香（主要为理脾肺之气）、薄荷等。

2. 用于头痛、眉棱骨痛、齿痛。

白芷祛风止痛，主要适用于病在阳明经者，头额、眉棱骨、上下龈都属于阳明经循行部位，因此都可用白芷进行治疗。治头痛可配藁本、蔓荆子等；治眉棱骨痛属风寒者可单独应用；属风热者可配黄芩同用。

3. 用于疮疡肿痛。

白芷治疮疡，初起能消散，溃后能排脓，为外科常用的辅助药品。如乳痈初起可配蒲公英、瓜蒌同用；脓出不畅配金银花、天花粉同用。在消散疮疡方面还可以研末外敷。

4. 用于妇女白带。

白芷温燥寒湿，主要用治寒湿白带，常配合海螵蛸等同用；如属湿热带下，也可配清热燥湿药如黄柏、椿根皮等同用。

此外，白芷又为治鼻渊要药，有化湿通鼻窍之功，多配合辛夷、鹅儿不食草等同用，既可内服，又可外用。还可用于毒蛇咬伤，有解蛇毒作用，古代有单用煎汤内服，用渣外敷的记载，现代有些蛇药解毒片即有本品配伍在内。

▩ 处方用名

白芷、香白芷（洗净，晒干，切片用）。

◎ 用法用量

内服：煎汤，4～10克；或入丸、散。外用：研末撒或调敷。

◎ 名方良方

治头痛、眼睛痛：白芷20克，生乌头5克。上药为末，每服10克，以茶水调服。本方名为白芷散，出自《朱氏集验医方》。

治眩晕、妇人产后头痛：香白芷（用沸汤泡洗四五遍）为末，炼蜜为丸，如弹子大。每服1丸。本方名为都梁丸，取自《百一选方》。

治刀箭伤疮：香白芷适量，嚼烂后涂于患处。本方出自《濒湖集简方》。

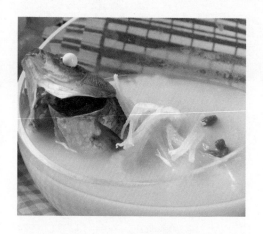

◎ **养生药膳**

⊙ 白芷银丝鲫鱼汤

配　方：白芷30克，白萝卜丝150克，鲫鱼2条。

制　作：白芷洗净，白萝卜去皮切丝，鲫鱼改一字刀入锅中煎一下加入高汤，放入萝卜丝、白芷调味炖熟即可。

功　效：祛风除湿，补气血。

○ 香薷

【药用】

本品为唇形科植物海州香薷的全草。

【性味与归经】

辛，微温。入肺、胃经。

【功效】

发汗解表，祛暑化湿，利水消肿。

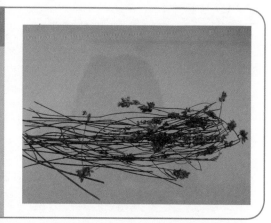

香薷既能发汗解表，又能祛暑化湿，故在暑天因乘凉饮冷所引起的怕冷、发热、无汗及呕吐、腹泻等症，是一味常用的药品。本品虽能祛暑，但性温辛散，多适用于阴暑病症。前人说："夏用之用香薷，犹冬月之用麻黄。"故在临床用于祛暑解表时必须具备怕冷及无汗的症候。如属暑湿兼有热象的，可配黄连同用。至于暑热引起的大汗、大热、烦渴等症，就不是本品的适应范围了。

◎ **临床应用**

1. 用于夏季感冒风寒。

香薷发散风寒，有发汗解表作用，但多用于夏季贪凉，感冒风寒所引起的发热、恶寒、头痛、无汗等症，往往与藿香、佩兰等配合应用。

2. 用于呕吐、腹泻等症。

香薷有祛除暑湿的作用，故适用于暑

季恣食生冷、湿阻脾胃所引起的呕吐、泄泻，可配合扁豆、黄连、厚朴等同用。

3. 用于水肿、小便不利等症。

香薷利小便、消水肿，可单独应用，也可配白术同用以健脾利水。

◎ 处方用名

香薷、陈香薷、香茹（洗净，晒干，切碎用）。

◎ 用法用量

内服：煎汤，3～9克；或入丸、散，或煎汤含漱。外用：适量，捣敷。

◎ 名方良方

治霍乱吐利，四肢烦疼，冷汗出，多渴：香薷100克，蓼子50克。上两味粗捣筛，装瓶备用。用时，每次取药末10克，加水1碗，煎至七分，去渣温服。每日3次。本方名为香薷汤，出自《圣济总录》。

治水肿：香薷50斤，锉入锅中，加水久煮，去渣再浓煎至膏状，制丸如梧桐子大。每服5丸，每日3次。本方名香薷煎。治疗舌上忽出血如钻孔者：香薷捣汁200毫升，内服。每日3次。本方出自《肘后备急方》。

◎ 药典论述

《别录》：“主霍乱腹痛吐下，散水肿。”

《本草纲目》：“暑月乘凉饮冷，致阳气为阴邪所遏，遂病头痛发热恶寒，烦躁口渴，或吐或泻，或霍乱者，宜用此药以发越阳气，散水和脾。”

◎ 养生药膳

⊙ 香薷茯苓粥

配　方：香薷15克，茯苓20克，车前子15克，粳米100克。

制　作：1.香薷、茯苓、车前子分别洗净放入砂锅中，加水适量，大火烧开后用小火煎煮15～20分钟后去药渣取汁备用。

2.锅上火加水适量后烧开，放入洗净的粳米，约35分钟后加入药汁煮烂即可。

功　效：发汗解表。

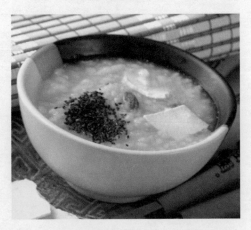

○ 生姜

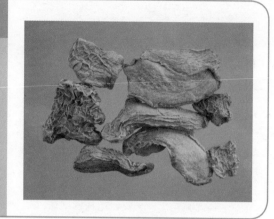

【药用】

本品为姜科植物姜的新鲜根茎。

【性味与归经】

辛,微温。入肺、脾、胃经。

【功效】

发汗解表,温中止呕,解毒。

李时珍说:"上床萝卜,下床姜",说的就是姜能开胃,萝卜能消食。姜味辣而不荤,去邪辟恶。姜辣素对口腔和胃黏膜有刺激作用,能促进消化液分泌,增进食欲。可使肠张力、节律和蠕动增加。有末梢性镇吐作用,有效成分为姜酮和姜烯酮的混合物。对呼吸和血管运动中枢有兴奋作用,能促进血液循环。体外实验表明,对伤寒杆菌、霍乱弧菌有明显的抑制作用。

◎ 临床应用

1. 用于风寒感冒、发热、恶寒等症。

生姜用于解表,主要为发散风寒,多用治感冒轻症,煎汤,加红糖乘热服用,往往能得汗而解,也可用作预防感冒药物。生姜发汗作用较弱,常配合麻黄、桂枝等同用,作为发汗解表辅助的药品,能增强发汗力量。

2. 用于胃寒呕吐。

生姜为止呕要药,可单独应用,治疗胃寒呕吐。也可治胃热呕吐,配合半夏、竹茹、黄连等同用。

3. 用于中鱼蟹毒、呕吐腹泻等症。

生姜能解鱼蟹毒,单用或配紫苏同用。此外,生姜又能解生半夏、生南星之毒,煎汤饮服,可用于生半夏、南星毒引起的喉哑、舌肿、麻木等症。因此,在炮制半夏、南星的时候,常用生姜同制,以减除它们的毒性。

◎ 处方用名

生姜(用新鲜者)。

◎ 用法用量

内服:煎汤,3~10克;或捣汁冲服。

外用:适量,捣敷;或炒热熨;或绞汁调搽。

◎ 名方良方

治胃气不和，呕哕不安：半夏 12 克，煎汤取汁，加生姜汁适量，一同煎沸。分 4 次服用。本方名为生姜半夏汤，出自《金匮要略》，具有开胃和中之功。

虚寒性咳嗽咯痰：生姜 30 ~ 60 克，饴糖 30 克。加水煎成浓汤，趁温热徐徐饮。本方名为生姜饴糖汤，出自《本草汇言》。方中生姜温肺化痰、止咳，饴糖润肺。

◎ 养生药膳

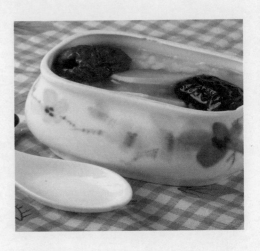

⊙ 姜枣汤

配　方：生姜 50 克，大枣 100 克，白糖 20 克。

制　作：1. 鲜生姜去皮，然后将其榨汁待用，大枣洗净去核待用。

2. 锅内加适量的水烧沸后加大枣，入姜汁、白糖搅匀，水淀粉勾芡即可。

功　效：健脾和胃，养血安神。

○ 葱白

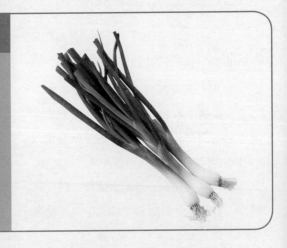

【药用】

本品为石蒜科植物葱的新鲜鳞茎。

【性味与归经】

辛，温。入肺、胃经。

【功效】

发汗解表，通阳。

◎ 临床应用

1. 用于感冒风寒、发热、恶寒等症。

葱白发散风寒，有发汗解表的作用，但发汗作用较弱，故主要用于感冒轻症，或配合其他解表药作为辅助药，以助发汗。

临床上常和豆豉、生姜配伍同用。

2. 用于腹泻、腹痛等症。

葱白辛温，能通阳气而散阴寒，配合干姜、附子等同用，适用于阴寒里盛、阳气不振的下利、脉微等症。

3. 用于小便不利、腹胀、腹痛。

葱白又可治膀胱气化失司引起的小便不利，以及寒凝腹痛等症，均可炒熟外熨脐腹。

◎ 处方用名

葱白、葱白头（用新鲜者，一般须病家自加）。

◎ 用法用量

2 ~ 8 枚，煎服。外用适量。

◎ 名方良方

治伤寒初觉头痛，肉热，脉洪起一、二日：葱白一虎口，豉一升。以水三升，煮取一升，顿服取汗。本方名为葱豉汤，出自《补缺肘后方》。

治时疾头痛发热者：连根葱白二十根。和米煮粥，入醋少许，热食取汗即解。本方出自《济生秘览》。

治妊娠七月，伤寒壮热，赤斑变为黑斑，溺血：葱一把，水三升，煮令热服之，取汗，食葱令尽。本方出自《伤寒类要》。

◎ 药典论述

《本经》："主伤寒寒热，出汗中风，面目肿。"

《别录》："治伤寒骨肉痛，喉痹不通，安胎。"

《日华子本草》："治天行时疾，头痛热狂，通大小肠，霍乱转筋及奔豚气，脚气，心腹痛，目眩及止心迷闷。"

◎ 养生药膳

⊙ 葱爆羊肉

配　方：羊肉片 300 克，葱白 200 克。料酒、酱油、胡椒粉、盐、味精适量。

制　作：1. 羊肉片汆烫，去血水，沥干备用。

2. 炒锅倒油烧热，放入葱段，加料酒、酱油爆炒至葱半熟。

3. 放入羊肉片，加胡椒粉、盐、味精调味，爆炒片刻即可。

功　效：补益气血，适于体弱者食用。

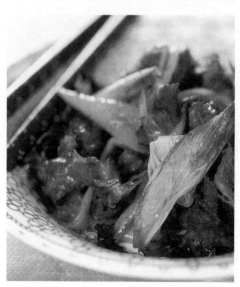

○ 芫荽

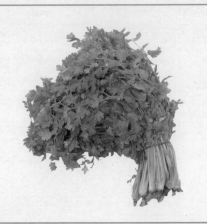

【药用】

本品为伞形科植物胡荽的全草。

【性味与归经】

辛，温。入肺、胃经。

【功效】

发汗透疹，消食下气，醒脾和中。

芫荽主治麻疹初期透出不畅、食物积滞、胃口不开、脱肛等病症。芫荽辛香升散，能促进胃肠蠕动，有助于开胃醒脾，调和中焦；芫荽提取具有显著的发汗、清热、透疹的功能，其特殊香味能刺激汗腺分泌，促使机体发汗，透疹。

◎ 临床应用

用于小儿麻疹初起，透发不快，发热无汗等症。

本品主要功效为透发麻疹，临床上治疗麻疹初起，透发不畅，内服常与西河柳、浮萍、升麻、葛根等配合应用。外用本品煎汤熏洗，或乘热频擦，可助麻疹透发。

此外，本品略有芳香开胃作用，可作为菜肴中的调味品，但不宜多食。

◎ 处方用名

胡荽、芫荽（鲜用或洗净，晒干，切碎用）。

◎ 用法用量

5～15克，煎服。外用适量，煎汤乘

热熏洗。

【附药】芫荽子：又称"胡荽子"，是胡荽的果实。性味、功能、用量与胡荽同。

◎ 名方良方

透疹外用方：芫荽、西河柳。治疹出不快，或透发不出。本方出自《中医儿科学》。

◎ 药典论述

《本草纲目》："芫荽性味辛温香窜，内通心脾，外达四肢"。

◎ 养生药膳

⊙ 芫爆百叶

配　方：百叶200克，香菜30克，葱丝5克，姜丝2克，蒜末3克，盐5克，味精少许，料酒 5 克。

制　作：

1. 将百叶切 0.5 厘米宽的条；香菜洗净留梗，切 3 厘米长的段。

2. 取一个碗放入葱丝 5 克、姜丝 2 克、蒜末 3 克、盐 5 克、味精少许、料酒 5 克、香菜配成汁。

3. 锅内放入清水，烧开后倒入百叶，迅速捞出沥水，再放到热油锅中滑散，迅速捞出；将百叶放入锅中，烹入调好的汁翻炒均匀，烹入醋即可。

功　效：补中益气，养脾胃。

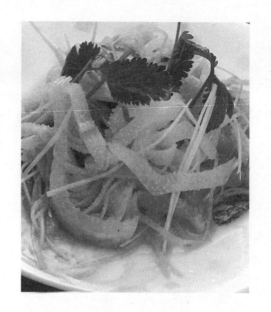

第二节　发散风热药

发散风热药，性味多为辛凉，发汗作用较为缓和，适用于外感风热初起，发热恶寒，而以口渴，有汗或无汗，咽喉肿痛，舌苔薄白而干或薄黄，脉浮数等热象比较突出的表证。至于风热所致的咳嗽与麻疹不透，或疮疡初起具有表证者，也可选用。

○ 薄荷

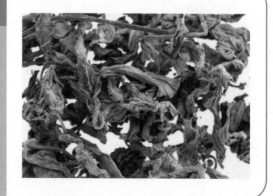

【药用】

本品为唇形科植物薄荷的茎叶。

【性味与归经】

辛，凉。入肺、肝经。

【功效】

疏散风热，清利咽喉，透疹。

薄荷具有医用和食用双重功能，主要食用部位为茎和叶，也可榨汁服。在食用上，薄荷既可作为调味剂，又可作为香料，还可配酒、冲茶等。全草又可入药，治感冒发热喉痛，头痛，目赤痛，肌肉疼痛，皮肤风疹瘙痒，麻疹不透等症。此外，对痈、疽、疥、癣、漆疮亦有效。

薄荷含有薄荷醇，该物质可清新口气并具有多种药性，可缓解腹痛、胆囊问题如痉挛，还具有防腐杀菌、利尿、化痰、健胃和助消化等功效。大量食用薄荷可导致失眠，但小剂量食用却有助于睡眠。

◎ 临床应用

1. 用于感冒风热、温病初起有表证者。

薄荷为疏散风热要药，有发汗作用，主要用于风热表证、身不出汗、头痛目赤等症，常与荆芥、桑叶、菊花、牛蒡子等配合应用；如果风寒感冒、身不出汗，也可配合紫苏、羌活等同用。

2. 用于咽喉红肿疼痛。

薄荷清利咽喉作用显著，主要用于风热咽痛，兼有疏散风热作用，常配合牛蒡子、马勃、甘草等应用。也可研末吹喉，治咽喉红肿热痛病症。

3. 用于麻疹透发不畅。

薄荷有透发作用，能助麻疹透发，可配合荆芥、牛蒡子、蝉衣等同用。

◎ 处方用名

薄荷、薄荷叶、苏薄荷（洗净，晒干，切碎用）。

◎ 用法用量

内服：煎汤，3～6克，不可久煎，宜作后下；或入丸、散。外用：适量，煎水洗或捣汁涂敷。

◎ 名方良方

清上化痰，利咽膈，治风热：薄荷末炼蜜丸，如芡子大，每噙1丸。白砂糖和之亦可。本方出自《简便单方》。

治眼弦赤烂：薄荷适量，用生姜汁浸一宿，然后晒干研为末。用时取3克，冲入沸水，清洗眼部。本方出自《明目经验方》。

治风气瘙痒：大薄荷、蝉蜕等份，研为末。每次3克，以温酒调服。本方出自《永类钤方》。

治火寄生疮如灸，火毒气入内，两股生疮，汁水淋漓者：薄荷煎汁，频涂。本方出自《医说》。

◎ 药典论述

《本草新编》："尤善解忧郁，用香附以解郁，不若用薄荷解郁之更神。薄荷入肝胆之经，善解半表半里之邪，较柴胡更为轻清。"

《本草求真》："辛能发散，而于头痛、头风、发热恶寒则宜，辛能通气，而于心腹恶气、痰结则治；凉能清热，而于咽喉、口齿、眼、耳、瘾疹、疮疥、惊热、骨蒸、衄血则妙。"

◎ 养生药膳

⊙ 薄荷绿豆粥

配　方：鲜薄荷 30 克，绿豆、糯米各 50 克。

制　作：将鲜薄荷洗净，放入锅中，加水 200 毫升煎煮 10 分钟滤去药渣留药汁备用。糯米、绿豆洗净，放入锅内加入药汁、水适量放在大火上烧沸，再用文火煮熟至黏稠即可。

功　效：消暑利水，止渴降烦，清目利咽。

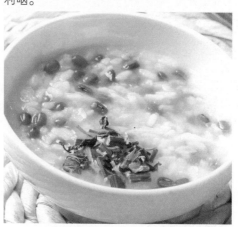

○ 牛蒡子

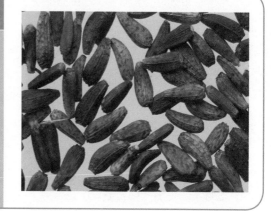

【药用】

本品为菊科植物牛蒡的成熟果实。

【性味与归经】

辛、苦，寒。入肺、胃经。

【功效】

疏散风热，祛痰止咳，清热解毒。

牛蒡子辛苦而寒，主要有透发与清泄两种功效，既能疏散风热，又能清解热毒。但本品透发的力量较弱，并无发汗作用，故在用于外感风热或透发麻疹时，须与薄荷同用，始能收透发之效。至于它的清泄热毒的作用，则较显著，无论咽喉红肿，疠腮肿痛，疮痈肿毒以及痰热咳嗽等症，都可适用，常与银花、连翘等配伍。

牛蒡子疏散风热的作用与薄荷相似，常配合同用，唯牛蒡清热解毒之功较优，薄荷解表发汗之力较强。

由于它性寒滑利，能滑肠通便，故脾虚腹泻者忌用；痈疽已溃、脓水清稀者也不宜应用。

◎ 临床应用

1. 用于外感风热，咽喉红肿疼痛。

本品疏散风热，且能利咽，临床应用以风热表证兼有咽喉肿痛者为宜，常配合桔梗、银花、连翘等同用。

2. 用于麻疹透发不畅。

牛蒡子散风热而透疹，对麻疹初起、疹出不畅者，往往配升麻、葛根、蝉蜕、薄荷等同用。

3. 用于咳嗽咯痰不畅。

牛蒡子散风热，宣肺气，祛痰而止咳，故外感风热，咳嗽不畅痰多者，往往用为要药，可配荆芥、桔梗、甘草等同用。

4. 用于疮痈肿痛等症。

牛蒡子配黄连、板蓝根等又能清解热毒，对热毒疮痈有一定疗效。

◎ 处方用名

牛蒡子、大力子、鼠粘子、熟牛蒡、炒牛蒡（炒微焦用）。

◎ 用法用量

内服：煎汤，5～10克；或入散剂。
外用：适量，煎汤含漱。

◎ 名方良方

治痰厥头痛：旋覆花、牛蒡子（微炒）各30克。上药捣细罗为散，不计时候，以面茶清调下3克。本方出自《圣惠方》。

治头痛连睛，并目昏涩不明：牛蒡子、苍耳子、甘菊花各9克，水煎服。本方出自《方脉正宗》。

治风热闭塞咽喉，遍身浮肿：牛蒡子适量，半生半熟，杵为末。取2克，以热酒调下，每日3次。本方出自《经验方》。

治麻疹不起透：牛蒡子（研细）15克，柽柳煎汤，调下立透。本方出自《本草汇言》。

◎ 养生药膳

⊙ 牛蒡子麦芽菜叶粥

配　方：牛蒡子20克，麦芽30克，菠菜叶、粳米各50克。

制　作：牛蒡子、麦芽洗净和洗好的

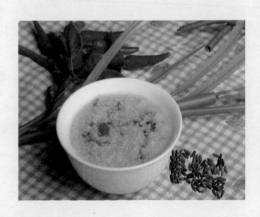

粳米一同加水煲制 30 分钟后改小火放菠菜，开锅即可食用。

功 效：疏散风热，开胃健脾，滋阴润燥。

○ 桑叶

【药用】

本品为桑科植物桑树的叶。

【性味与归经】

苦、甘、寒。入肺、肝经。

【功效】

疏散风热，清肝明目。

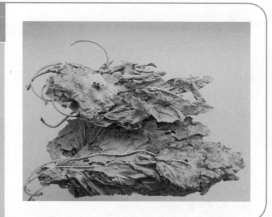

桑叶轻清发散，能散风热，但作用较弱。临床主要用于清泄肺肝，如风热袭肺、咳嗽多痰，或燥热伤肺、干咳无痰；以及风热上攻或肝火上炎、目赤肿痛等症，为常用的药品。配牛蒡子、前胡，则散风清肺；配石膏、麦冬，则清燥润肺；配菊花、决明子，则清肝明目。

◎ 临床应用

1. 用于外感风热、头痛、咳嗽等症。

桑叶善于散风热而泄肺热，对外感风热、头痛、咳嗽等，常与菊花、银花、薄荷、前胡、桔梗等配合应用。

2. 用于目赤肿痛等症

桑叶不仅可用于风热引起的目赤畏光，且可清肝火，对肝火上炎的目赤肿痛，可与菊花、决明子、车前子等配合应用。至于肝阴不足，眼目昏花，桑叶还可配滋养肝肾的女贞子、枸杞子、黑芝麻等同用。

◎ 处方用名

冬桑叶、霜桑叶（深秋采集者，认为作用较好，洗净、晒干、切碎用）、蒸桑叶（将桑叶蒸后用，主要用于明目）。

◎ 用法用量

内服：煎汤，4.5 ~ 9 克；或入丸、散。外用：适量，煎水洗或捣敷。

◎ 名方良方

治风眼下泪：腊月不落桑叶，煎汤日日温洗，或入芒硝。本方出自《濒湖集简方》。

治肝阴不足，眼目昏花，咳久不愈，肌肤甲错，麻痹不仁：嫩桑叶（去蒂，洗净，晒干，为末）500克，黑胡麻子（淘净）120克。将胡麻捣碎熬浓汁，加入500克白蜜，炼至滴水成珠，入桑叶末为丸，如梧桐子大。每服9克，空腹以盐汤送下；睡前，用温酒送下。本方名为桑麻丸，出自《医级》。

治霍乱已吐利后，烦渴不止：桑叶一大把，切，加水1碗，煎至半碗，去滓，温服。本方出自《圣惠方》。

◎ 养生药膳

⊙ 桑叶羊肝粥

配　方：桑叶20克，羊肝100克，粳米100克，葱、姜末各5克。

制　作：桑叶洗净，羊肝洗净切片，用桑叶和水熬制30分钟，去渣取汁，桑叶汁煮开后加入粳米熬粥，羊肝用盐、淀粉拌匀，加入熬好的粥烧开后搅匀，再加入葱姜末即可。

功　效：清肝明目，清肺润燥。

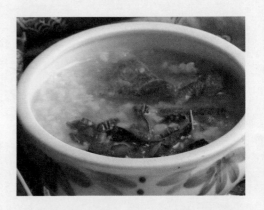

○ 菊花

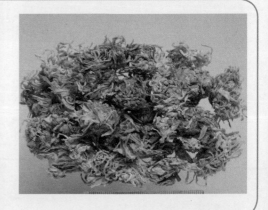

【药用】

本品为菊科植物菊及其变种的头状花序。

【性味与归经】

甘、苦，微寒。入肺、肝经。

【功效】

疏散风热，明目，清热解毒，平肝阳。

菊花一药，主要分白菊、黄菊、野菊。黄、白两菊，都有疏散风热、平肝明目、清热解毒的功效。白菊花味甘、清热力稍弱，长于平肝明目；黄菊花味苦，泄热力较强，常用于疏散风热；野菊花味甚苦，清热解毒的力量很强。野菊的茎、叶，功用与花相似，无论内服与外敷，都有功效。

桑叶与菊花，均能疏散风热、清泄肺肝，故在外感风热、发热头痛及目赤肿痛等症，两药往往相辅为用。但桑叶疏风清肺的功效较好，故治肺燥咳嗽，往往用桑叶而不用菊花；菊花则长于平肝阳，且能清热解毒。

◎ 临床应用

1. 用于外感风热、发热、恶寒、头痛等症。

菊花疏风较弱，清热力佳，用于外感风热常配桑叶同用，也可配黄芩、山栀治热盛烦躁等症。

2. 用于目赤肿痛。

菊花治目赤肿痛，无论属于肝火或风热引起者，均可应用，因本品既能清肝火，又能散风热，常配合蝉衣、白蒺藜等同用。如肝阴不足，眼目昏花，则多配生地、枸杞子等同用。

3. 用于疮疡肿痛等症。

菊花清热解毒之功甚佳，为外科要药，主要用于热毒疮疡、红肿热痛之症，特别是对于疔疮肿痛尤有良好疗效，既可内服，又可捣烂外敷。临床上常与地丁草、蒲公英等清热解毒之品配合应用。

4. 用于肝阳上亢引起的头晕、目眩、头胀、头痛等症。

菊花能平降肝阳，对肝阳上亢引起的头目眩晕，往往与珍珠母、葛藤等配伍应用。

◎ 处方用名

黄菊花、杭菊花（均为黄色之菊花，生用；疏散风热、清热解毒作用较好）。

白菊花、甘菊花、滁菊花（均为白色之菊花，生用；平肝作用较好。）

◎ 用法用量

内服：煎汤，10～15克；或入丸、散；或泡茶。外用：适量，煎水洗；或捣敷。

◎ 名方良方

治风热头痛：菊花、石膏、川芎各9克，为末。每服4.5克，以茶调下。本方出自《简便单方》。

治太阴风温，只咳身不甚热，微渴：杏仁、苇根、苦桔梗各6克，连翘4.5克，薄荷、甘草各2.4克，桑叶7.5克，菊花3克。上药加水2杯，煮取1杯。每日3次。本方名为桑菊饮，出自《温病条辨》。

◎ 药典论述

《本草纲目》："菊花，昔人谓其能除风热，益肝补阴。盖不知其尤多能益金、水二脏也，补水所以制火，益金所以平木，木平则风息，火降则热除，用治诸风头目，其旨深微。"

《本草衍义补遗》："菊花，能补阴，须味甘者，若山野苦者勿用，大伤胃气。"

◎ 养生药膳

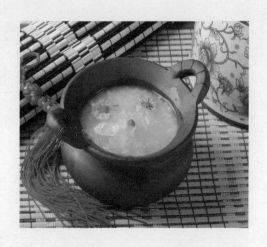

⊙ 菊花银耳粥

配　方：菊花 30 克，银耳 50 克，糯米 100 克，白糖 10 克，清水 500 毫升。

制　作：菊花洗净入开水锅中放入糯米，小火煮 20 分钟，将银耳与菊花放入，待粥至黏稠后放白糖搅匀即可。

功　效：疏风清热，解毒消肿。

○ 葛根

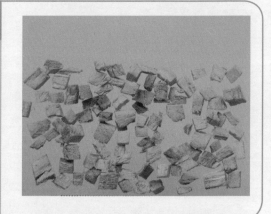

【药用】

本品为豆科植物粉葛的根。

【性味与归经】

甘、辛，平。入脾、胃经。

【功效】

解表，透疹，生津，止泻。

葛根甘润性平而偏凉，有升散、退热、生津的功效。凡邪郁肌表，身热不退，不论口渴或不渴，有汗或无汗，都可应用。

根据前人经验，葛根可用治项背强的病候，近年来经临床实践，本品确有缓解肌肉痉挛的功效。

◎ 临床应用

1. 用于感冒、发热、恶寒、无汗、项强等症。

葛根有发汗、退热作用，与柴胡等配伍可用于表热症；与麻黄、桂枝、芍药同用治风寒表证而见项背强、无汗、恶风者。

2. 用于麻疹透发不畅。

葛根有透发麻疹作用，因其兼有生津、止泻功能，所以麻疹发热口渴，或伴有腹泻等症，常与升麻等配合应用。

3. 用于胃热口渴等症。

本品又能生津止渴，对热病口渴，或消渴等症，可配麦冬、天花粉等同用。

4. 用于脾虚泄泻、湿热泻痢等症。

本品性能升发清阳，鼓舞脾胃阳气上升，有制止泄泻的作用，临床常配合党参、白术等治疗脾虚泄泻；但又可配黄连、黄芩等，用于湿热泻痢等症。

◎ 处方用名

生葛根、粉葛根（生用，用于解表、透疹、生津）、煨葛根（用麸皮同炒至微黄色为度，用于止泻）。

◎ 用法用量

内服：煎汤，10～15克；或捣汁。外用：适量，捣敷。

◎ 药典论述

《本草经集注》："杀野葛、巴豆、百药毒。"

《药性论》："治天行上气，呕逆，开胃下食，主解酒毒，止烦渴。熬屑治金疮，治时疾解热。"

◎ 名方良方

治太阳病，桂枝证，医反下之，利遂不止，脉促（表未解也），喘而汗出：葛根75克，甘草30克（炙），黄芩45克，黄连45克。上四味，以水1600毫升，先煮葛根，减400毫升，再入其他药，煮取

200毫升，去滓，分3次温服。本方名为葛根黄芩黄连汤，出自《伤寒论》。

治斑疹初发，壮热，点粒未透：葛根、升麻、桔梗、前胡、防风各5克，甘草2.5克。水煎服。本方出自《全幼心鉴》。

◎ 养生药膳

⊙ 葛根粳米粥

配　方：葛根30克，粳米50克，麦冬5克。

制　作：

1. 葛根洗净切成小段；麦冬用温水浸泡半小时；粳米洗净。

2. 锅内加水烧沸，放粳米、麦冬、葛根用武火煮5分钟，改用文火熬熟至黏稠即可。

功　效：生津止渴，健脾和胃。

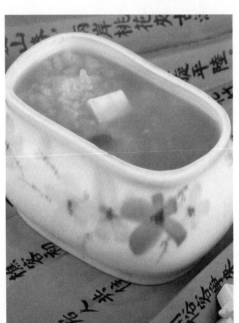

○ 升麻

【药用】

本品为毛茛科植物西升麻或关升麻的根茎。

【性味与归经】

甘、辛，微寒。入肺、脾、大肠、胃经。

【功效】

发表透疹，清热解毒，升举阳气。

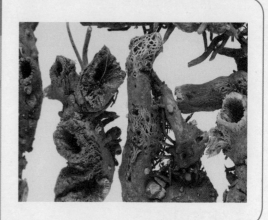

升麻一药，主要有升举透发及清热解毒等功效。它的升举透发的功用与柴胡、葛根相近而力较强，配柴胡则用于升提，配葛根则用于透疹。至于它的清热解毒的作用颇佳，这是它的特点，配黄连、石膏可用治胃火齿痛，配黄芩、连翘、牛蒡子、板蓝根等可用治头面丹毒。

◎ 临床应用

1. 用于麻疹透发不畅。

本品发表力弱，一般表证较少应用，因其透发作用，故多用于麻疹透发不畅，常与葛根配合应用。

2. 用于热毒斑疹、牙龈腐烂恶臭、口舌生疮、咽喉肿痛、疮疡等症。

本品清热解毒以治胃火亢盛的牙龈腐烂、口舌生疮及咽喉肿痛，临床常与石膏、黄连等配伍；对热病高热、身发斑疹以及疮疡肿痛，升麻又可配银花、连翘、赤芍、当归等同用。

3. 用于气虚下陷，久泻脱肛、子宫下垂等症。

升麻的升举阳气作用与柴胡相似，故两药往往相须为用，并多配补气药党参、黄芪以升阳举陷。

◎ 处方用名

升麻、绿升麻（生用，用于透疹、清热解毒）、炙升麻（用蜂蜜拌炒，用于升举阳气）。

◎ 用法用量

内服：煎汤，用于升阳，3～6克，宜蜜炙、酒炒；用于清热解毒，可用至15克，宜生用；或入丸、散。外用：适量，研末调敷或煎汤含漱；或淋洗。

◎ 名方良方

治伤寒，瘟疫，风热壮热，头痛，肢体痛，疮疹已发未发：干葛（锉细）、升麻、芍药、甘草（锉，炙）各等份。上同为粗末，每服12克，加水300毫升，煎至200毫升，量大小与之，温服无时。本方名为升麻葛根汤，出自《阎氏小儿方论》。

治咽喉闭塞，津液不通：川升麻15克，马蔺子、白矾、马牙消、玄参各0.3克。上药，捣罗为末，炼蜜和丸如楝子大。用薄绵裹，常含1丸咽津。本方名为升麻丸，出自《圣惠方》。

◎ 药典论述

《本草纲目》："消斑疹，行窍血，治阳陷眩晕，胸胁虚痛，久泄下痢后重，遗浊，带下，崩中，血淋，下血，阴痿足寒。"

《别录》："主中恶腹痛，时气毒疠，头痛寒热，风肿诸毒，喉痛，口疮。"

◎ 养生药膳

⊙ 升麻炒鸡蛋

配　方：升麻4克，韭菜200克，鸡蛋6个。

制　作：升麻洗净，烘干，研粉，把升麻粉放入鸡蛋搅匀，韭菜洗净切成段，锅中放底油，把鸡蛋放入锅内炒熟下韭菜一起炒均即可食用。

功　效：滋阴润燥，养心安神。

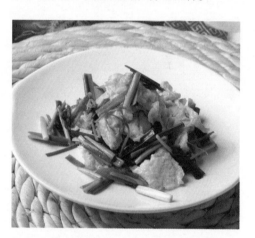

○ 豆豉

【药用】

本品为豆科植物大豆黑色的种子（即黑大豆），经加工发酵而成。

【性味与归经】

辛、甘、微苦，寒（因炮制方法不同，又有偏于辛微温者）。入肺、胃经。

【功效】

解表，除烦。

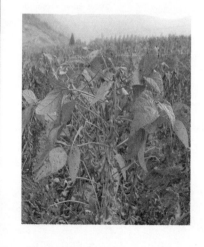

73

豆豉未用药物同制者，其透发力量甚弱，并无发汗作用。有的地区用的淡豆豉都是用麻黄、苏叶等煮汁拌入黑大豆内，再煮透发酵而成的，它的透发解表力量主要还是依靠麻黄、苏叶的发汗作用。

◎ 临床应用

1. 用于伤风感冒、发热、恶寒、头痛等症。

豆豉的解表力较弱，用治外感表证多配合其他解表药同用，其用于风热、风寒，随加工方法而异。如用于感冒风热多用清豆豉，并配合薄荷、连翘等应用；如用于感冒风寒多用淡豆豉，并配合葱白等应用。

2. 用于胸中烦闷、虚烦不眠等症。

豆豉配山栀有除烦作用，主要用于热病后出现的虚烦不眠、心中懊闷的病症。

▨ 处方用名

清豆豉（用桑叶、青蒿等同制，药性偏于寒凉，主要用于感冒风热之症。）

淡豆豉（用麻黄、紫苏等同制，药性偏于辛温，可用于感冒风寒之症。）

炒香豉（炒微焦后应用。）

◎ 用法用量

内服：煎汤，5～15克；或入丸剂。
外用：适量，捣敷；或炒焦研末调敷。

◎ 名方良方

治伤寒暴下，滞痢腹痛：豉200克，薤白一把（寸切）。上药加水600毫升，煮至薤熟，去滓，2次服用。病不愈续服。本方名为豉薤汤，出自《范汪方》。

治多年肺气喘急，呴嗽，晨夕不得眠：信砒（研飞如粉）4.5克，豆豉（水略润少时，以纸浥干，研成膏）45克。上用膏子和砒同杵极匀，制成药丸，如麻子大。每服15丸，临睡前以极冷腊茶送下。本方名为紫金丹，出自《本事方》。

◎ 药典论述

《本草纲目》："下气，调中。治伤寒温毒发斑，呕逆。"

《别录》"主伤寒头痛寒热，瘴气恶毒，烦躁满闷，虚劳喘吸，两脚疼冷。"

◎ 养生药膳

⊙ 豆豉牛肉羹

配　方：豆豉10克，牛肉100克，豆腐50克，鸡蛋2个。

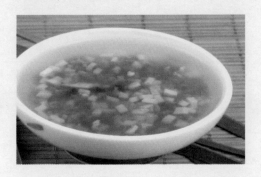

制　作：牛肉切末，入油锅加豆豉炒香，加水放豆腐，勾芡加味后放鸡蛋即可。

功　效：解表除烦。

〇 木贼

【药用】

本品为木贼科植物木贼的全草。

【性味与归经】

甘、苦，平。入肺、肝、胆经。

【功效】

疏风热，退翳膜。

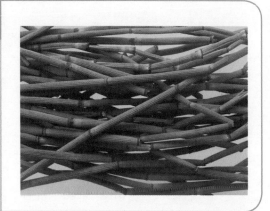

本品退目翳而兼有发散风热之功，对目病而兼有表证者为适宜。临床上治眼花多泪，常与苍术、夏枯草、防风等配伍；治风热而引起的目赤、翳障，多配菊花、白蒺藜、决明子等同用。本品虽有发汗之功，但一般只是用它疏风止热及消退翳膜的功效。

◎ 临床应用

用于风热引起的目赤翳障等症。

◎ 处方用名

木贼草（洗净，晒干，切碎用）。

◎ 用法用量

内服：煎汤，3～10克；或入丸、散。外用：适量，研末撒敷。

◎ 名方良方

治目障昏蒙多泪：木贼（去节）30克，为末，和羊肝捣为丸。早、晚饭后各服6克，以白开水送下。本方名为《方脉正宗》。

治风寒湿邪，欲发汗者：木贼（去节）30克，生姜、葱白各15克。上药水煎，趁热饮用，取汗。本方出自《圣惠方》。

治肠风下血：木贼（去节，炒）30克，木馒（炒）、枳壳（制）、槐角（炒）、茯苓、荆芥各15克。上药为末，每服6克，煎浓枣汤送下。本方名为木贼散，出自《仁斋直指方》。

◎ 药典论述

《本草纲目》："解肌，止泪，止血，去风湿，疝痛，大肠脱肛。"

《本草正》："发汗，解肌。治伤寒，疟疾。去风湿，散火邪。"

◎ 养生药膳

⊙ 木贼天麻炖乌骨鸡

配　方：木贼50克，天麻20克，乌鸡1只。

制　作：

1. 木贼、天麻洗净备用，放入纱布袋中煮制15分钟，去渣留汤汁备用，将乌鸡洗净剁块飞水。

2. 砂锅中放入适量的汤，入药汁和乌

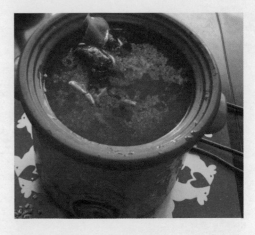

鸡，烧开后转小火炖至鸡肉软烂即可食用。

功　效：清热利尿、益气补虚。

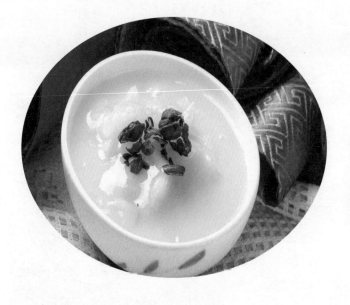

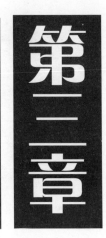

清热药

第二章

凡以清解里热为主要作用的药物，称为清热药。

清热药都是药性寒凉，主要用于热病高热、痢疾、痈肿疮毒，以及目赤肿痛、咽喉肿痛等呈现各种里热证候，即是《内经》所说"热者寒之"的意义。

为了方便掌握本章各种清热药的特点，现根据各药的专长，再分为下列六小类：

（一）清热泻火药：能清气分热，对气分实热症，有泻火泄热的作用。

（二）清肝明目药：能清肝火而明目，常用于肝火亢盛、目赤肿痛等症。

（三）清热凉血药：专入血分，能清血分热，对血分实热有凉血清热作用。

（四）清热解毒药：有清热解毒作用，常用于治疗各种热毒的病症。

（五）清热燥湿药：药性寒凉，偏于苦燥，有清热化湿的作用，可用于湿热病症。

（六）清虚热药：能清虚热、退骨蒸，常用于午后潮热，低热不退等症。

清热药性属寒凉，多服久服能损伤阳气，故对于阳气不足，或脾胃虚弱者须慎用，如遇真寒假热的症候，当忌用。

第一节 清热泻火药

清热泻火药，能清解气分实热，清热作用较强，适用于高热烦渴、神昏、脉洪实有力、苔黄或燥等里热炽盛的症候。

对于体质虚弱的患者使用本类药物时，当考虑照顾正气，勿令伐太过，必要时可与扶正药物配伍应用。

○ 知母

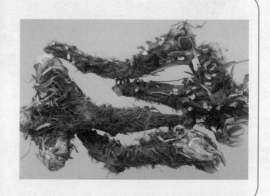

【药用】

本品为百合科植物知母的根茎。

【性味与归经】

苦，寒。入肺、胃、肾经。

【功效】

清热泻火，滋肾润燥。

知母性味苦寒而不燥，上能清肺，中能凉胃，下能泻肾火。配以黄芩，则泻肺火；配石膏，则清胃热；配黄柏，则泻肾火。

知母既能清实热，又可退虚热，但它滋阴生津的功效较弱，用于阴虚内热、肺虚燥咳及消渴等症，须与滋阴药配伍，始能发挥它的作用。

本品能润燥滑肠，故脾虚便溏者不宜使用。

◎ 临床应用

1. 用于温热病、高热烦躁、口渴、脉洪大等肺胃实热之症及肺热喘咳、痰黄而稠。

知母苦寒，上能清肺热，中能清胃火，故适用于肺胃有实热的病症。本品常和石膏同用，可以增强石膏的清热泻火作用。

2. 用于阴虚发热、虚劳咳嗽及消渴等症。

知母能泻肺火而滋肾，故不仅能清实热，且可清虚热。在临床上多与黄柏同用，配入滋阴药中，如知柏地黄丸，治阴虚火旺、潮热骨蒸等症。又本品配养阴润肺药如沙参、麦冬、川贝等品，可用于肺虚燥咳；

配清热生津药如天花粉、麦冬、粉葛根等品，可用治消渴。

【◎ 处方用名 】

肥知母、知母（生用，泻火之力较强）、炒知母（炒用，泻火之力稍缓和）、盐水炒知母（滋阴退虚热较佳）。

◎ 用法用量

内服：煎汤，6～12克，或入丸、散。清热泻火，滋阴润燥宜生用；入肾降火滋阴宜盐水炒。

◎ 名方良方

治妊娠子烦，因服药致胎气不安，烦不得卧者：知母30克，洗焙为末，枣肉丸弹子大。每服1丸，人参汤下。医者不识此病，作虚烦治，反损胎气。本方出自《产乳集验方》。

治伤寒邪热内盛，齿牙干燥，烦渴引饮，目昧唇焦：知母15克，石膏9克，麦门冬6克，甘草3克，人参24克。水煎服。本方出自《伤寒蕴要》。

治消渴：生山药30克，生黄芪15克，知母18克，生鸡内金（捣细）6克，葛根1.5克，五味子、天花粉各9克。水煎服。本方名为玉液汤，出自《医学衷中参西录》。

◎ 药典论述

《日华子本草》："通小肠，消痰止嗽，润心肺，补虚乏，安心止惊悸。"

《名医别录》："疗伤寒久疟烦热，胁下邪气，膈中恶及风汗内疸。"

◎ 养生药膳

⊙ 知母炒芥兰

配　方：知母15克，芥蓝200克，银杏50克。

制　作：芥兰、银杏飞水备用，知母水泡透煮熟备用，锅中烧底油煸香葱姜下芥兰，知母调盐、味精勾芡炒匀即可。

功　效：清热泻火。

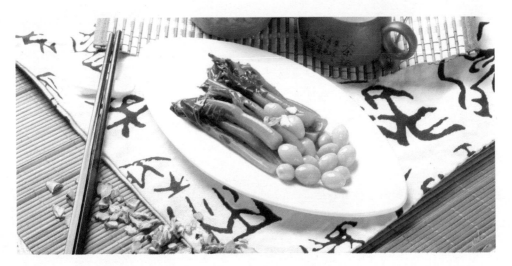

○ 栀子

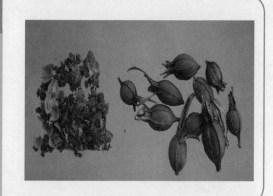

【药用】

本品为茜草科栀子树的成熟果实。

【性味与归经】

苦，寒。入心、肝、肺、胃经。

【功效】

清热泻火，凉血解毒。

栀子，一名山栀，轻清上行，能泻肺火，去肌表热，在外感热病、表里有热之际，能起双解的作用；本品苦寒泄降，又能泄三焦火，凉血清心热，可用于热病心烦；血热妄行及热淋尿血等症。故山栀既能清气分热，又能清血分热。至于泄热利湿，可用治黄疸，也是它的特长。

本品配黄芩，能泻肺火；再加淡豆豉，能双解表里之热，配以黄芩，能泻三焦火、清心热；配以生地、丹皮，能凉血止血，治血热妄行、吐衄尿血；配以黄柏、茵陈，能清热利湿，治湿热黄疸。

◎ 临床应用

1. 用于热病发热，心烦不宁等症。

栀子善能泻火泄热而除烦。在外感热病的气分症初期，见有发热、胸闷、心烦等症，可用栀子配合豆豉，以透邪泄热、除烦解郁。如属一切实热火症而见高热烦躁、神昏谵语等症，可用本品配黄连等泻火而清邪热。

2. 用于热毒、实火引起的吐血、鼻衄、尿血、目赤肿痛和疮疡肿毒等症。

山栀又有凉血止血、清热解毒的作用，用治血热妄行，常与生地、侧柏叶、丹皮

等配伍；治目赤肿痛，可与菊花、石决明等配伍；治疮疡肿毒，可与黄连、银花、连翘等同用。

此外，本品又能泄热利湿，可用于湿热郁颌所致的黄疸、面目皮肤发黄、疲倦、饮食减少等症，常与黄柏、茵陈蒿等同用。又用生栀子研末，与面粉、黄酒调服，有消肿活络的作用，可用于跌仆损伤、扭挫伤、皮肤青肿疼痛等症，为民间常用的"吊筋药"，尤其适用于四肢关节附近的肌肉、肌腱损伤。

◎ 处方用名

炒山栀、焦山栀、黑山栀（炒至外皮呈黑色，用于清热泻火，凉血止血）、生山栀（生用，清热泻火之力较强）。

◎ 用法用量

煎服，5 ~ 10 克。外用：生品适量，研末调敷。

◎ 名方良方

治口疮、咽喉中塞痛，食不得：大青120 克，山栀子、黄柏各 30 克，白蜜 250 克。上切，加水 3 升，煎取 1 升，去滓，下蜜更煎一两沸，含之。本方名为栀子汤，出自《普济方》。

治胃脘火痛：栀子 7 ~ 9 枚，炒焦，加水 1 碗，煎至七分，入生姜汁饮之。本方出自《丹溪纂要》。

治鼻衄：栀子烧灰，吹之。本方出自《简易方论》。

◎ 药典论述

《本草纲目》："治吐血、衄血、血痢、下血、血淋，损伤瘀血，及伤寒劳复，热厥头痛，疝气，烫火伤。"

《别录》："疗目热亦痛，胸心、大小肠大热，心中烦闷，胃中热气。"

◎ 养生药膳

⊙ 栀子浓汤烩鱼肚

配　方：栀子仁 12 克，浓汤 200 克，鱼肚 75 克（油发）。

制　作：栀子仁打碎加浓汤烧沸去浮沫后将飞好水的鱼肚丝放入，调盐、糖、味精勾芡即可。

功　效：泻火除烦。

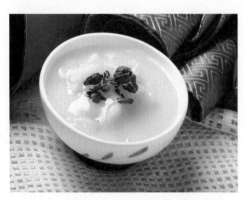

○ 芦根

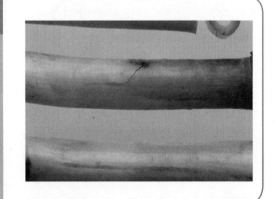

【药用】

本品为禾本科植物芦苇的根茎。

【性味与归经】

甘，寒。入肺、胃经。

【功效】

清肺胃热，生津止渴。

芦根一药，临床上主要用于下列两个方面，既能清肺热而祛痰排脓，又能清胃热而生津止呕。它虽属性寒，但味甘淡而力薄，用清肺胃，只能作为辅助的药品。不过，它有一优点，即性不滋腻，生津而不恋邪，凡温病热恋卫、气，或热病后如有伤津口渴的证候，都可应用。

苇茎汤原用芦苇的地上茎，不是芦苇的根茎，但因一般药店不备，故以芦根代替，临床使用已久，这说明苇茎和芦根的作用相同。故在农村合作医疗站中可以采集新鲜的芦根和苇茎同用，不但可节约挖掘芦根的人力，且可扩大药源。

◎ 临床应用

用于温热病高热口渴，胃热呕吐，以及肺热咳嗽、痰稠而黄等症。

温热之邪，袭于肺络，则为肺热咳嗽、犯于胃腑，则见津少口渴；如影响胃气通降，则上逆而呕恶。芦根能清肺胃热，且有生津作用，故适用于肺胃郁热的症候。在临床应用方面，本品常配合麦冬、天花粉以清热生津；配竹茹、枇杷叶以清热止呕；配瓜蒌皮、知母、浙贝以清肺止咳；配冬瓜子、生苡仁、桃仁以清肺排脓。

◎ 处方用名

鲜芦根、活芦根（用新鲜者，用时去节）、干芦根（晒干用，作用较逊）。

◎ 用法用量

内服：煎汤，15～30克，鲜品60～120克，或鲜品捣汁。外用：适量，煎汤洗。

◎ 名方良方

治五噎，心膈气滞，烦闷吐逆，不下

食：芦根250克，锉，加水900毫升，煮取400毫升，去滓，分数次温服。本方出自《金匮玉函方》。

治产后吐痢，霍乱，心腹痛：芦根、人参、枇杷叶各50克。上捣筛，每服25克，加水300毫升，煎至200毫升，去滓，分数次温服。本方名为芦根饮，出自《普济方》。

治太阴温病，口渴，吐白沫黏滞不爽者：鲜芦根、梨、荸荠、藕各100克，麦门冬500克。上药分别绞碎如泥，榨挤汁，混合五汁，即可饮用。本方名为五汁饮，出自《温病条辨》。

◎ 药典论述

《日华子本草》："治寒热时疾烦闷，妊孕人心热，并泻痢人渴。"

《日用本草》："解河豚鱼毒。"

◎ 养生药膳

⊙ 芦根大米粥

配　方：鲜芦根150克，大米100克，

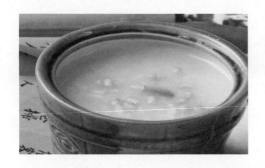

大枣 5 枚，白糖 40 克，清水 500 毫升。

　　制　作：将鲜芦根洗净切碎放砂锅中加清水 500 毫升，置武火上烧沸煎取浓汁，将洗净的大米入锅和大枣一同熬煮至黏稠，调入白糖搅匀即可。

　　功　效：生津止渴，养血安神。

○ 淡竹叶

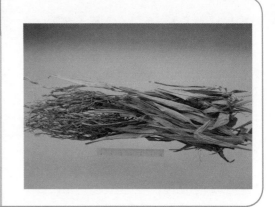

【药用】

本品为禾本科淡竹叶的根。

【性味与归经】

甘，寒。入心、小肠经。

【功效】

清热除烦，利尿。

　　淡竹叶一药，始载于《本草纲目》。它不是淡竹或苦竹的叶（鲜竹叶），而是另一种草本植物"淡竹叶"的叶。由此可知，在明代以前一些常用的有竹叶等药所组成的方剂，它所用的竹叶，都是鲜竹叶，不是淡竹叶。

　　鲜竹叶与淡竹叶两药都能清心除烦、利小便，但鲜竹叶清心热的效果较好，且能凉胃，又能用治上焦风热；淡竹叶的利尿作用较好，以渗湿泄热见长。

　　现在一般药店中大都不备鲜竹叶，如处方只写竹叶，都配淡竹叶。如需用鲜竹叶，必须临时采集。

◎ 临床应用

　　用于热病烦渴，口舌生疮，小便短赤，湿热黄疸等症。

　　淡竹叶上能清心火而除烦，下能利小便而渗湿。用于清心，可与黄连、生地、木通、甘草等配伍；用于渗利湿热，可与滑石、茵陈、通草等同用。

◎ 处方用名

　　淡竹叶（洗净，晒干用）。

◎ 用法用量

内服：煎汤，9 ~ 15 克。

◎ 名方良方

治伤寒、温病、暑病之后，余热未清，气精两伤证：淡竹叶、人参、甘草（炙）各 6 克，麦门冬 20 克，石膏 50 克，半夏 9 克，粳米 10 克。上药加水 2000 毫升，煮去 1200 毫升，去渣，入粳米煮熟，汤成去米，温服 200 毫升，每日 3 次。本方名为竹叶石膏汤，出自《伤寒论》。

治眼赤：淡竹叶、车前草各 10 克，黄连 4 枚，大枣（去皮核）20 枚，青钱 20 文，栀子 7 枚。上药加水 800 毫升，煮取 200 毫升来洗眼，每日 6 ~ 7 遍。用药期间，忌猪肉。本方名为竹叶汤，出自《外台秘要》。方中淡竹叶配伍诸药有清热除烦，利尿之功。

◎ 药典论述

《本草再新》："清心火，利小便，除烦止渴，小儿痘毒。外症恶毒。"

《草木便方》："消痰，止渴。治烦热，咳喘，吐血，呕哕，小儿惊痫。"

◎ 养生药膳

⊙ 竹叶菠菜粥

配　方：竹叶 10 克，粳米 50 克，菠菜 50 克，清水 450 毫升。

制　作：竹叶洗净放入锅中，煎煮取汁，用药汁粳米煮粥，待粥熟时加入菠菜即可。

功　效：清热除烦。

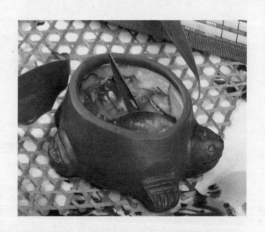

○ 荷叶

【药用】

本品为睡莲科植物莲的叶片。

【性味与归经】

苦，平。入肝、脾、胃经。

【功效】

解暑清热，升发清阳。

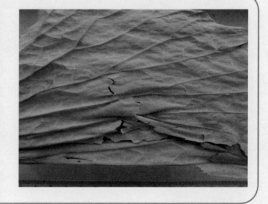

荷叶是"药食两用"的食物，荷叶中富含的黄酮类物质，是大多数氧自由基的清除剂，可以提高 SOD(超氧化物歧化酶)的活力，减少 MDA(脂质过氧化物丙二醛)及 OX-LDL(氧化低密度脂蛋白)的生成，它可以增加冠脉流量，对实验性心肌梗死有对抗作用；对急性心肌缺血有保护作用；对治疗冠心病、高血压等有显著效果；对降低舒张压，防治心律失常、心血管病等也起重要作用，因此荷叶黄酮是一类极有价值和待开发的物质，它既可作为心血管疾病的原料药，还可广泛应用于功能食品、保健食品和饮料中。此外，荷叶中另一大类活性物质 oslim 花草的生物碱，生理活性显著，具有明显的降血脂、抗病毒等功效。

◎ 临床应用

1. 用于感受暑热、头胀胸闷、口渴、小便短赤等症。

本品味苦性平，其气清芳，新鲜者善清夏季之暑邪，临床常与鲜藿香、鲜佩兰、西瓜翠衣等配伍应用。

2. 用于夏季暑热泄泻等症。

荷叶既能清热解暑，又能升发脾阳，对暑热泄泻，常与白术、扁豆等配伍应用。此外，对脾虚气陷，大便泄泻者，也可加入补脾胃药中同用。

另本品又可用于各种出血症。

◎ 处方用名

荷叶、干荷叶(干者，生用，生清阳)、鲜荷叶(用新鲜者，解暑热)。

◎ 用法用量

内服：煎汤，3~10克(鲜品15~30克)；荷叶炭3~6克，或入丸、散。外用：适量，捣敷或煎水洗。

◎ 名方良方

治阳水浮肿：败荷叶烧存性，研末。每服6克，米饮调下，每日3服。本方出自《证治要诀》。

治雷头风证，头面疙瘩肿痛，憎寒发热，状如伤寒：荷叶1枚，升麻15克，苍术15克。水煎温服。本方名为清震汤，出自《内经类编试效方》。

治阳乘于阴，以致吐血衄血：生荷叶、生艾叶、生柏叶、生地黄各等份。上研，制成药丸如鸡子大。每服1丸，水煎服。本方名为四生丸，出自《妇人良方》。

治吐血咯血：荷叶焙干，为末，米饮下每服4克。本方出自《经验后方》。

◎ 药典论述

《本草纲目》："生发元气，裨助脾胃，涩精浊，散瘀血，消水肿、痈肿，发痘疮。治吐血、咯血。衄血、下血，溺血、血淋、崩中、产后恶血、损伤败血。"

《本草拾遗》："主血胀腹痛，产后胞衣不下，酒煮服之；又主食野菌毒，水煮服之。"

◎ 养生药膳

⊙ 荷叶饭

配　方：荷叶 1 张，米饭 250 克，葡萄干 25 克。

制　作：荷叶水泡软包入米饭、葡萄

干上锅蒸 30 分钟即可。

功　效：消暑利湿。

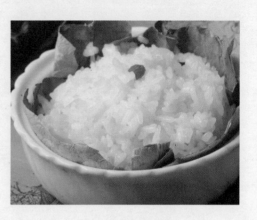

第二节　清肝明目药

清肝明目药，有清肝火、退目翳的功效，适用于肝火亢盛、目赤肿痛、目生翳膜等症、其中有些药物尚可用于肝阳上扰的症候。

○ 决明子

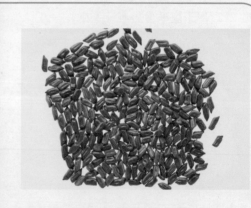

【药用】

本品为豆科植物决明的成熟种子。

【性味与归经】

甘、苦、咸，微寒。入肝、胆经。

【功效】

清肝明目。

决明子药性寒凉，有泄泻和降血压的作用，不适合脾胃虚寒、脾虚泄泻及低血压等患者服用。决明子性寒，不建议单独使用，建议可用决明子、黑乌龙、茯苓等组方为决乌汤。茯苓可以同时健脾胃护肝，规避决明子的寒性，既不影响饮食和身体健康，还可达到润肠排毒，降压降脂的效果。

◎ 临床应用

用于目赤肿痛、畏光多泪、青盲内障等症。

目赤肿痛，畏光多泪等症，系肝火上扰，或风热上壅头目所致。决明子既能清泄肝胆郁火，又能疏散风热，为治目赤肿痛要药。风热者，常与蝉衣、菊花等同用；肝火者，常配龙胆草、黄芩、夏枯草等同用。青盲内障，多由肝肾不足所引起。决明子清肝而明目，常与补养肝肾药如沙苑蒺藜、女贞子、枸杞子、生地等同用，以治青盲内障。

此外，决明子还有润肠通便作用，能治疗大便燥结。近年来临床上又用于高血压病而呈现肝阳上扰、头晕目眩等症候者，常与钩藤、生牡蛎等同用。

◎ 处方用名

决明子（晒干用）。

◎ 用法用量

内服：煎汤，9～15克。

◎ 名方良方

治目赤肿痛：决明子适量，炒后研末，以茶水调成药糊，敷于两太阳穴，药干更换再敷。本方出自《摘元方》。

治夜盲症：决明子60克，地肤子30克，两味研为细末，备用。每次取3克药末，于饭后以米汤送服。本方出自《圣惠方》。

◎ 药典论述

《日华子本草》："助肝气，益精水；调末涂，消肿毒，涂太阳穴治头痛，又贴脑心止鼻衄；作枕胜黑豆，治头风，明目。"

《本经》："治青盲，目淫肤赤白膜，眼赤痛，泪出，久服益精光。"

◎ 养生药膳

☺ 决明子菊花饮

配　方：决明子15克，菊花5克，桑叶10克，粳米100克。

制　作：决明子洗净，菊花洗净，桑叶洗净同入砂锅中煮10分钟即可。

功　效：明目降压，疏风清热。

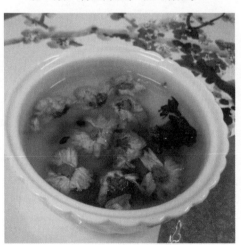

第三节　清热凉血药

　　清热凉血药，常用于血热妄行之吐血、衄血、血热发斑疹及温热病邪入营血、热甚心烦、舌绛神昏等症。热邪入于营分、血分，往往伤阴耗液。本节药物中，如鲜生地、玄参等兼有养阴滋液的作用，故在热病伤阴时，应用此类药物有标本兼顾之效。

　　清热凉血药，一般适用于热在血分的病症，如果气血两燔，可配合清热泻火药同用。

○ 生地

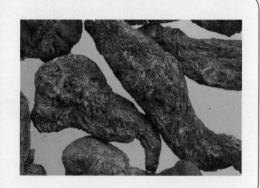

【药用】

本品为玄参科植物地黄的新鲜块根。

【性味与归经】

甘、苦，寒。入心、肝、肾经。

【功效】

清热凉血，生津。

　　鲜生地甘寒多汁，略带苦味，性凉而不滞，质润而不腻，主要功用为清热生津，凉血止血，且能止血而不留瘀。配以玄参，则滋阴降火，用治咽喉嫩肿；配以丹皮、赤芍，则清热凉血，用于热入营血；配以茅根、侧柏叶，则凉血止血，用于血热妄行；配以鲜石斛、麦冬，则清热生津，用以热病伤津。

◎ 临床应用

　　用于热病热邪入营、舌绛口渴，或身发斑疹，或阴虚火旺，咽喉嫩肿，以及血热妄行引起的吐血、衄血等症。

　　鲜生地泻火而凉血，气清质润，能清营血之邪热，并具生津作用。营热得清，伤津劫液之象可解；血热得凉，则血不妄行，吐衄可止，斑疹可消。故适用于温热病热入营血的症候，可合丹皮、赤芍、玄参等同用。

◎ 处方用名

　　鲜生地（新鲜者，洗净用）。

◎ 用法用量

内服：煎汤，10～15克，大剂量可用至30克；亦可熬膏或入丸、散；或浸润后捣绞汁饮。外用：适量，捣敷。

◎ 名方良方

治中风，四肢拘挛：干地黄、甘草、麻黄各30克。细切，用酒600毫升，水1400毫升，煎至800毫升，去渣，分作8剂，不拘时日进2剂。本方名为地黄汤，出自《证治准绳》。

治妊娠堕胎后血出不止，少腹满痛：生干地黄（焙）、当归（焙切）、川芎（去芦头）各60克，阿胶（炙令燥）、艾叶各15克。上五味，粗捣筛，每服6克，加水200毫升，煎至140毫升，去渣。温服，空腹服之，晚后再服。本方出自《圣济总录》。

◎ 药典论述

《本草纲目》：“《本经》所谓干地黄者，乃阴干，日干，火干者，故又云生者尤良。《别录》复云生地黄者，乃新掘鲜者，故其性大寒。其熟地黄乃后人复蒸晒者。诸家本草皆指干地为熟地，虽主治证同，而凉血补血之功稍异。”

《本草衍义》：“凉血补血，补益肾水真阴不足。此药大寒，宜斟酌用之，多服恐伤人胃气。”

◎ 养生药膳

⊙ 生地桃仁炒丝瓜

配　方：生地黄5克，桃仁100克，丝瓜350克，银杏30克。

制　作：生地黄清洗干净加水蒸20分钟取汤汁备用，核桃仁去皮炸香，丝瓜切条飞水，锅内放少许油放入核仁、丝瓜、生地汁、银杏，加盐调好味翻炒熟即可。

功　效：清热凉血，滋阴生津，活血化瘀。

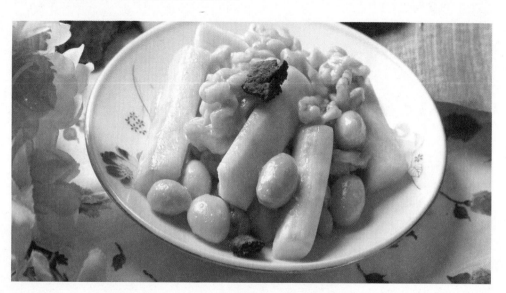

○ 牡丹皮

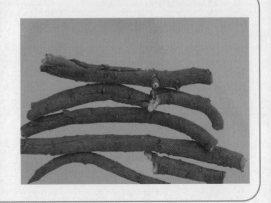

【药用】

本品为毛茛科植物牡丹的根皮。

【性味与归经】

辛、苦，微寒。入心、肝、肾经。

【功效】

清热凉血，活血散瘀。

丹皮善清血，而又活血，因而有凉血散瘀的功效，使血流畅而不留瘀，血热清而不妄行。故对血热炽盛、肝肾火旺及瘀血阻滞等症，都为要药。

本品配鲜生地，能清热凉血；配大生地，则滋肾泻火；配山栀，则清肝泄热；配赤芍、桃仁，则活血散瘀；配侧柏叶、鲜茅根，则凉血止血。

◎ 临床应用

1. 用于温热病、热入营血、高热、舌绛、身发斑疹，血热妄行、吐血、衄血、尿血，以及阴虚发热等症。

牡丹皮清营血之实热，同时还能治阴虚发热。清血分实热，常与鲜生地、赤芍等同用；疗虚热，常与大生地、知母、青蒿、鳖甲等药相配伍；治血热妄行，常与鲜茅根、侧柏叶、山栀等同用。

2. 用于经闭、跌扑损伤、疮痈肿毒、肠痈等症。

经闭、损伤，皆有气血瘀滞，由于络道瘀阻，常发生疼痛。丹皮能活血散瘀，使瘀滞散而气血流畅，疼痛得解，常和当归、赤芍、桃仁、红花等同用。

3. 对于疮痈肿毒、肠痈等症，本品也是常用的药物。

疗疮痈可配合清热解毒药如银花、连翘、地丁草之类；治肠痈初起未能脓者可和大黄、芒硝、桃仁、冬瓜子等同用；已成脓者合红藤、连翘、败酱草之类应用。

◎ 处方用名

粉丹皮、丹皮（生用，用于清实热、泻虚火，活血败瘀）、炒丹皮、丹皮炭（炒至黑色用，用于凉血止血）。

◎ 用法用量

内服：煎汤，6~9克；或入丸、散。

◎ 名方良方

治妇人骨蒸，经脉不通，渐增瘦弱：牡丹皮45克，桂枝（去粗皮）30克，木通（锉、炒）30克，芍药45克，鳖甲（醋炙，去裙襕）60克，土瓜根45克，桃仁（汤浸，去皮、尖、双人，炒）。上七味粗捣筛。每10克，水300毫升，煎至200毫升，去渣，分温2次服用，空心食后各1次。本方名为牡丹汤，出自《圣济总录》。

治下部生疮，已决洞者：牡丹1克，每日3服。本方出自《补缺肘后方》。

◎ 药典论述

《本草纲目》："和血，生血，凉血。治血中伏火，除烦热。"

《别录》："除时气头痛，客热五劳，劳气头腰痛，风噤，癫疾。"

◎ 养生药膳

⊙ 牡丹皮蘑菇炖山鸡

配　方：牡丹皮30克，蘑菇50克，山鸡1只。

制　作：牡丹皮洗净切片，蘑菇洗净，山鸡剁块飞水。锅中留底油，放入葱姜煸香，放入鸡块、蘑菇、牡丹皮加入高汤炖至鸡肉软烂，加盐、味精、胡椒粉调好口即可食用。

功　效：清热凉血，开胃理气，化痰解毒。

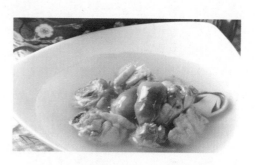

○ 玄参

【药用】

本品为玄参科植物玄参的根。

【性味与归经】

苦、咸，寒。入脾、胃、肾经。

【功效】

清热滋阴，泻火解毒。

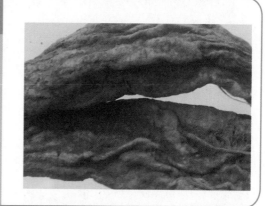

玄参为咸寒之品，质润多液，功能滋阴降火、解毒、利咽。配鲜生地、丹皮、赤芍等，则清热凉血；配大生地、麦冬等，则滋阴增液；配牛蒡子、板蓝根等，则解毒。

利咽；配大生地、石决明、密蒙花、蝉蜕等，则明目退翳；配牡蛎、贝母、夏枯草等，则散结消瘰；配银花、当归、甘草，则解毒消肿。

　　玄参滋养肾阴的功效，与地黄相近，故两药常配合同用。但玄参苦泄滑肠而通便，泻火解毒而利咽，临床应用范围较为广泛，一般不作长服的滋补之剂；地黄则功专补肾养阴，可作为久用的滋阴药品。

◎ 临床应用

1.用于温热病热入营血、口渴舌绛、烦躁、夜寐不安、神志不清或身发斑疹等诸症。

　　温邪入于营血，伤阴劫液则口渴舌绛，内陷心包则烦躁神昏。玄参能清热凉血，并有养阴生津作用，常合鲜生地、麦冬、黄连、连翘、银花、竹叶卷心等同用于以上诸症。

2.用于咽喉肿痛、目赤、瘰疬结核等症。

　　咽喉肿痛有外感风热所致者，有阴虚、虚火上炎所引起者，这两类咽喉肿痛，玄参皆可治疗。如感受风热者须配辛凉解表药如薄荷、牛蒡子等品；虚火上炎者配合养阴药如鲜生地、麦冬等品同用，故玄参为喉科常用之品，尤以治虚火上炎者为佳。至于目赤而有阴虚火旺的症候，可用本品配合生地、石决明、夏枯草、青葙子、密蒙花等同用。治瘰疬结核，可配贝母、牡蛎等同用。

◎ 处方用名

　　元参、玄参、乌元参、黑玄参（洗净，晒干，切片用）。

◎ 用法用量

　　内服：煎汤，9～15克；或入丸、散。外用：捣敷或研末调敷。

◎ 名方良方

　　治三焦积热：玄参、黄连、大黄各50克，为末，炼蜜丸，如梧桐子大。每服30～40丸，以白开水送下。小儿酌减。本方出自《丹溪心法》。

　　治伤寒上焦虚，毒气热壅塞，咽喉连舌肿痛：玄参、射干、黄药各50克，捣筛为末。每服25克，加水300毫升，煎至150毫升，去渣。不拘时温服。本方名为玄参散，出自《圣惠方》。

◎ 药典论述

　　《本草纲目》："滋阴降火，解斑毒，利咽喉，通小便血滞。"

　　《药性论》"能治暴结热，主热风头痛，伤寒劳复，散瘤瘿瘰疬。"

图解药物养生大全

◎ 养生药膳

⊙ 玄参猪肝粥

配　方：玄参 12 克，猪肝 100 克，粳米 130 克。

制　作：1. 猪肝切片洗净备用。

2. 玄参、粳米洗净加水熬至黏稠入猪肝煮至断生，调盐味即可。

功　效：滋阴降火，养血明目。

特　点：猪肝软嫩，粥香四溢。

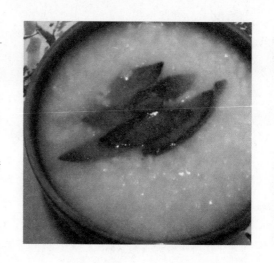

○ 白茅根

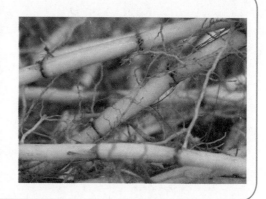

【药用】

本品为禾本科植物白茅的根茎。

【性味与归经】

甘，寒。入肺、胃经。

【功效】

清热生津，凉血止血。

白茅根味甘性寒，善清肺、胃之热，因其有利水作用，故能导热下行。它的特点是：味甘而不泥膈，性寒而不碍胃，利水而不伤阴，尤以热症而有阴津不足现象者最为适用。

本品清肺胃的功效与芦根相似，但芦根清热血火，善清气分热；茅根凉血止血，偏于血分。

◎ 临床应用

1. **用于热病烦渴，胃热呕哕，肺热咳嗽。**

茅根能清肺胃之热，故适用于上述诸症，常作辅助药应用。又在麻疹出疹期与恢复期，均可用茅根煎汤作饮料，取其清热生津的功效。

2. 用于血热妄行、吐衄尿血等症。

本品有凉血止血作用，治血热妄行之症，可以单用，也可配小蓟、藕节等同用。

此外，本品尚有利尿作用，可用于水肿、热淋、黄疸等症。

◎ 处方用名

鲜茅根、白茅根（鲜用，作用较佳）、干茅根（晒干用，作用较弱）。

◎ 用法用量

内服：煎汤，10～30克，鲜品30～60克；或捣汁。外用：适量，鲜品捣汁涂。

【附药】茅针花：又叫白茅花，即白茅的花穗。有止血功效，适用于咯血、鼻血。一般用量为一钱五分至三钱，煎服。

◎ 名方良方

治石淋，脐下痛：白茅根（锉）90克，露蜂房（微炙）、葛花各30克。上药捣碎，加水600毫升，煮取400毫升，去渣。每日1剂，分3次饭前服。本方名为茅根汤，出自《圣济总录》。

治胃反，入食即吐，上气：芦根、白茅根各60克。上药细切，加800毫升，煮取400毫升，顿服。本方出自《千金方》。

治劳伤溺血：茅根、干姜等份，加蜂蜜1匙、水400毫升，煎取200毫升。每日1剂。本方出自《本草纲目》。

◎ 养生药膳

⊙ 白茅根粳米粥

配 方：白茅根50克，粳米100克，白糖30克。

制 作：鲜白茅根洗净，切22厘米的段，放入砂锅中加水250毫升，将砂锅放火上用武火烧沸，再以文火煮20分钟。拣去白茅根，锅中加水烧开把洗净的粳米、药汁同煮成粥，最后放白糖即可。

功 效：清热生津，利尿消肿。

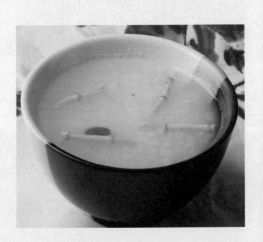

第四节 清热解毒药

凡功能清热邪、解热毒，适用于各种热毒病症的药物，就叫清热解毒药。热毒病症主要是指丹毒、斑疹、疮痈、喉痹、痢疾等，由于火热痈盛、郁结成毒的病症。

本节药物都能清热解毒，但由于各药性能不同，所以在应用上又各有特长，在应用时必须作适当地选择与配伍。若热毒在血分，可与凉血药配合应用；火热炽盛，可与泻火药配合应用；挟湿者，可与燥湿药配合应用。此外，痢疾里急后重，宜配行气药；疮痈属虚者，宜配补益药等。但发斑、疮疡、喉痹、痢疾等疾患，而属于阴证、寒症者，则不宜使用清热解毒药。

○ 金银花

【药用】

本品为忍冬科植物忍冬的花蕾。

【性味与归经】

甘，寒。入肺、胃、心、脾经。

【功效】

清热解毒。

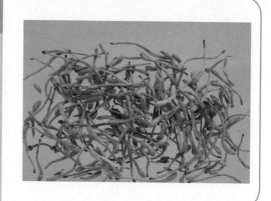

银花味甘性寒，气味芳香，既可清透疏表，又能解血分热毒，尤为治阳性疮疡的要药。配以连翘、牛蒡子、薄荷、荆芥，则疏表解热；配以鲜生地、玄参、连翘、竹叶卷心等，则清营泄热；配以紫花地丁、野菊花、蒲公英，则解毒疗疮；配以黄耆、当归、甘草，则托毒消痈；配以黄芩、白芍、甘草等，则清热治痢。

◎ 临床应用

1. 用于外感风热或温病初起。

银花甘寒，既清气分热，又能清血分热，且在清热之中又有轻微宣散之功，所以能治外感风热或温病初起的表证未解、里热又盛的病症。应用时常配合连翘、牛蒡子、薄荷等同用。

2. 用于疮痈肿毒、咽喉肿痛。

金银花清热解毒作用颇强，在外科中为常用之品，一般用于有红肿热痛的疮痈肿毒，对辨证上属于"阳症"的病症，较为适合，可合蒲公英、地丁草、连翘、丹皮、赤芍等煎汤内服，或单用新鲜者捣烂外敷。

3. 用于热毒引起的泻痢便血（粪便中夹有黏液和血液）

热毒结聚肠道，入于血分，则下痢便血。银花能凉血而解热毒，故可疗血痢便血，在临床上常以银花炒炭，合黄芩、黄连、白芍、马齿苋等同用。

◎ 处方用名

金银花、双花、银花（生用，清热解毒）、银花炭（炒炭，治血痢便血）。

◎ 用法用量

内服：煎汤，10～20克；或入丸散。

外用：适量，捣敷。

◎ 名方良方

治痢疾：金银花（入铜锅内，焙枯存性）15克。红痢以白蜜水调服，白痢以糖水调服。本方名为忍冬散，出自《惠直堂经验方》。

治疮疡痛甚，色变紫黑者：金银花连枝叶（锉）60克，黄芪120克，甘草30克。上细切，用酒1000毫升，同入壶瓶内，闭口，隔水煮4～6小时，取出，去滓，顿服之。本方名为回疮金银花散，出自《活法机要》。

◎ 药典论述

《本经逢原》："金银花，解毒去脓，泻中有补，痈疽溃后之圣药。但气虚脓清，食少便泻者勿用。痘疮倒陷不起，用此根长流水煎浴，以痘光壮为效，此即水杨汤变法。"

《本草通玄》："金银花，主胀满下痢，消痈散毒，补虚疗风，世人但知其消毒之功，昧其胀利风虚之用，余于诸症中用之，屡屡见效。"

◎ 养生药膳

⊙ 金银花猪肉汤

配　方：金银花30克，当归20克，猪肉250克，香菜10克。

制　作：将金银花、当归洗净放入料包中；将猪肉洗净切片，将葱姜放锅中炒香，加适量的水烧开后放猪肉片、料包，肉熟后加盐、味精、香菜即可。

功　效：清热解毒，暖胃滋阴。

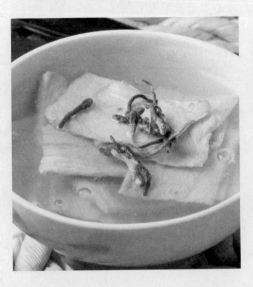

○ 蒲公英

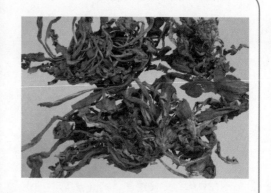

【药用】

本品为菊科植物蒲公英或其他同属植物的全草。

【性味与归经】

苦、甘，寒。入肝、胃经。

【功效】

清热解毒。

蒲公英功能为清热解毒、消肿散结。在过去，一般仅用于乳痈、疮肿。近年来本品在临床上广泛使用，发现其除了有良好的清热解毒作用之外，尚有利尿、缓泻的功效。不仅可用于外科疮痈，且可用治内科疾患。配金银花、鱼腥草，可用于痰热郁肺；配板蓝根，可用治咽喉肿痛；配忍冬藤、车前草，可用治小便热淋；配决明子、黄菊花，可用治目赤肿痛；配栀子、茵陈，可用治湿热黄疸；配瓜蒌、贝母，可用治乳痈红肿；配银花、紫花地丁、野菊花，可用于疔疮肿毒；配夏枯草、牡蛎，可用于瘰疬痰核。

◎ 临床应用

用于乳痈肿痛，疔疮热毒，肺痈咳吐脓血痰。

蒲公英对热毒所致的乳痈肿痛、疔疮有良好的效果，可单独煎汁内服，或外敷局部；也可配合其他清热解毒药同用，如银花、连翘、地丁草、野菊花、赤芍等。治肺痈可用蒲公英配合清肺祛痰及清热解毒药物如鲜芦根、冬瓜子、鱼腥草、桃仁、黄连等同用。

◎ 处方用名

蒲公英、黄花地丁（洗净，晒干，切碎用）。

◎ 用法用量

内服：煎汤，10～30克，大剂量60克，或捣汁；或入散剂。外用：适量，捣敷。

◎ 名方良方

治乳痈：蒲公英（洗净，细锉）、忍冬藤同煎浓汤，入少许酒服用。本方出自《本草衍义补遗》。

治疳疮疔毒：蒲公英捣烂，敷患处；再捣汁，和酒煎服，取汗。本方出自《本草纲目》。

治瘰疬结核，痰核绕项而生：蒲公英9克，羊蹄根4.5克，大蓟独根、虎掌草、小一枝箭各6克，香附、山慈菇3克，九香虫3克。水煎，点水酒服。本方出自《滇南本草》。

◎ 药典论述

《本草纲目》："乌须发，壮筋骨。"

《本草衍义补遗》："化热毒，消恶肿结核，解食毒，散滞气。"

◎ 养生药膳

⊙ 蒲公英鱼片粥

配　方：蒲公英50克，粳米100克，鱼片80克。

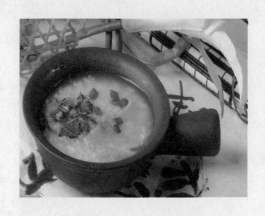

制　作：1.蒲公英去杂质洗净煎取浓汁。

2.粳米洗净放入锅内加水适量入浓缩药汁煮粥，待粥黏稠时加入鱼片、盐、味精、香葱即可。

功　效：下气通乳，开胃健脾。

○ 鱼腥草

【药用】

本品为三白草科植物蕺菜的根及全草。

【性味与归经】

辛，微寒。入肺经。

【功效】

清热解毒，消痈肿。

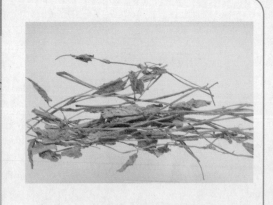

鱼腥草原名蕺菜，因它的新鲜净叶中有一股浓烈的鱼腥气，不耐久闻，故以气味而得名。一般人在未使用它的时候，往往顾名思义，以为此药气腥味劣，难以下咽。这是未经实践的缘故。其实，此药阴干后，不但没有腥气，而且微有芳香，在加水煎汁时，则挥发出一种类似肉桂的香气；它煎出的汁如淡的红茶汁，仔细口尝，也有类似红茶的味道，芳香而稍有涩味，毫无苦味，且无腥臭，对胃也无刺激性。

鱼腥草具有良好的清热解毒作用，故是前人用以治肺痈（肺脓疡）的要药。近年来在临床应用中，本品在前人的基础上有所发展，用于大叶性肺炎、急性支气管炎及肠炎、腹泻等疾患，颇有疗效；又有利尿作用，故又可用于尿路感染、尿频涩痛。

◎ 临床应用

1. 用于肺痈，痰热壅滞，咳吐脓血，以及百日咳等病症。

鱼腥草清热解毒的作用颇佳，常与桔梗、鲜芦根、瓜蒌皮、冬瓜子、生苡仁、桃仁、象贝等用同用，治肺痈胸痛、咳吐脓血等症；与百部、鹅儿不食草、麦冬、蜂蜜等药配伍，可用于百日咳。

2. 用于各种实热性的痈毒肿痛等症。

本品清热解毒而消痈肿，故可用于热毒痈肿，可单味煎汤内服，也可用鲜草捣烂外敷。

◎ 处方用名

鱼腥草（洗净，晒干，切碎用）。

◎ 用法用量

15 ~ 25 克，不宜久煎；鲜品用量加倍，水煎或捣汁服。外用：适量，捣敷或煎汤熏洗患处。

◎ 名方良方

治肺痈吐脓吐血：鱼腥草、天花粉、侧柏叶各等份，加水煎汤，内服。本方出自《滇南本草》。

治痔疮：鱼腥草适量，煎汤点水酒服，连进3服。另外，以药渣熏洗患处。本方出自《滇南本草》。

治痢疾：鱼腥草30克，山楂炭10克。水煎，加蜜糖服。本方出自《岭南草药志》。

◎ 药典论述

《本草纲目》"散热毒痈肿，疮痔脱肛，断痁疾，解硇毒。"

《别录》："主蠼螋溺疮。"

◎ 养生药膳

⊙ 凉拌鱼腥草

配　方：鱼腥草10克，胡萝卜10克。

制　作：胡萝卜去皮，切成小粒；鱼腥草洗净切断，加入胡萝卜、蒜末、生抽少许，糖2克、醋2克、味精适量，拌匀即可。

功　效：清热解毒。

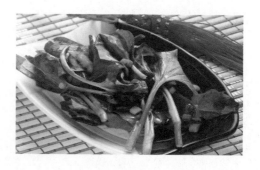

○ 金荞麦

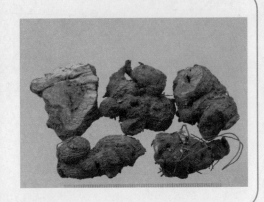

【药用】

本品为蓼科植物野荞麦的根茎和块根。

【性味与归经】

甘、涩、微苦，凉。入肺、肝经。

【功效】

清热解毒，活血散瘀，祛风湿。

此药过去在临床上应用不多，近年来发现本品有清热解毒作用，用治肺脓疡（肺痈），疗效很好，但必须隔水炖汁煎服；如加水煎汁服，则疗效不显。

经临床实践体会，本品隔水炖出的汁，味很涩，微苦，用治急性支气管炎引起的咳嗽痰多，也有疗效，可使痰液分泌检减少，咳嗽逐渐减轻。

◎ 临床应用

1. 用于咽喉肿痛，肺热咳嗽及肺痈、咯痰腥臭等症。

本品功能清热解毒，临床用治咽喉肿痛，常配伍灯笼草、筋骨草等同用；用治肺热咳嗽，或肺痈，可单用本品30克，隔水炖汁服，也可配合鱼腥草等药同用。

2. 用于手足关节不利，风湿痛及痛经，产后瘀血阻滞腹痛等症。

本品兼有活血散瘀及祛风湿的作用，治疗手足关节不利，风湿筋骨酸痛等症，常配合桑枝、络石藤、苍术等药同用；用治痛经及产后瘀血阻滞腹痛等症，可单用本品30克，加红糖煎服。

此外，本品又可用治痢疾。

◎ 处方用名

金荞麦、野荞麦根、开金锁（洗净，晒干，切碎用）。

◎ 用法用量

内服：煎汤，15～30克；或研末。外用：适量，捣汁或磨汁涂敷。

◎ 名方良方

治闭经：金荞麦鲜叶90克（干叶30克），鸡蛋4枚。金荞麦叶捣烂，鸡蛋打碎，二者调在一处，用茶油煎熟，加米酒共煮，内服。本方出自《全国中草药汇编》。

治脱肛：金荞麦、苦参各300克。上药水煎，趁热熏患处。本方名为《浙江天目山药物志》。

◎ 药典论述

《新修本草》："赤白冷热诸痢，断血破血，带下赤白，生肌肉。"

《纲目拾遗》："治喉闭，喉风喉毒，用醋磨漱喉。治白浊，捣汁冲酒服。"

◎ 养生药膳

⊙ 金荞麦桃仁粥

配　方：金荞麦 10 克，桃仁 20 克，糯米 100 克。

制　作：将金荞麦、桃仁、糯米用清水清洗干净后放入锅中加入水用武火烧沸，改文火煲制 30 分钟米熟即可。

功　效：清热解毒，活血化瘀，润肠

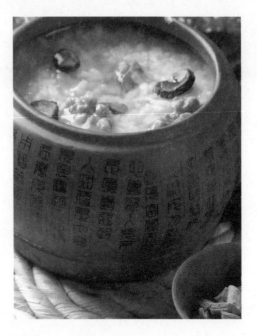

通便。

○ 土茯苓

【药用】

本品为百合科植物光叶菝葜的块茎。

【性味与归经】

甘、淡，平。入肝、胃经。

【功效】

清热解毒，除湿通络。

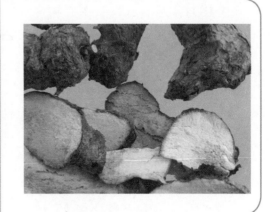

◎ 临床应用

用于湿热疮毒、梅毒、筋骨拘挛疼痛及瘰疬肿等症。

土茯苓味甘淡而性平，为利湿解毒的药品。用本品治梅毒，可配合金银花、白鲜皮、威灵仙、甘草等同用。现临床上主要用于湿热疮毒，常与白鲜皮、地肤子、苦参、苍术等配伍同用。

此外，本品近年来在临床上用治钩端螺旋体病，有一定疗效。

◎ 处方用名

土茯苓（洗净，晒干，切片用）。

◎ 用法用量

内服：煎汤，10 ~ 60 克。外用：适量，研末调敷。

◎ 名方良方

治杨梅疮毒：土茯苓 15 ~ 30 克，水酒浓煎服。本方出自《滇南本草》。

治大毒疮红肿，未成即溃：土茯苓适量，为细末，以优质米醋调敷。本方出自《滇南本草》。

治瘰疬溃烂：土茯苓适量，切片或为末，水煎服。忌铁器，忌食发物。本方出自《积德堂经验方》。

◎ 药典论述

《本草纲目》："土茯苓能健脾胃，去风湿，脾胃健则营卫从，风湿去则筋骨利。"

《本草拾遗》"草禹余粮，根如盏连缀，半在土上，皮如茯苓，肉赤味涩，人取以当谷，不饥。……调中止泄。"

◎ 养生药膳

⊙ 土茯苓清热冰点

配　方：土茯苓 10 克，核桃、杞果、梨各 15 克，红糖 5 克。

制　作：土茯苓洗净，煮成药汁备用。加入核桃、梨粒、杞果，加少许食盐、红糖、适量琼脂一起熬 5 分钟。倒在容器中，放在冰箱里成冻，切成小块，倒入冰糖水即可食用。

功　效：清热除湿，补血益气，滋润肺燥。

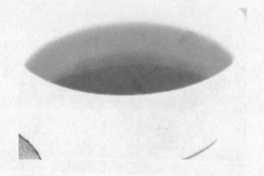

○ 青果

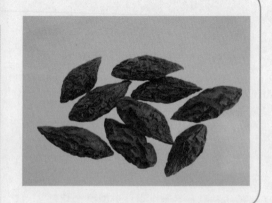

【药用】

本品为橄榄科植物橄榄树的果实。

【性味与归经】

甘、酸，平。入肺、胃经。

【功效】

清热解毒，利咽喉，化痰。

青果，又称"橄榄"，因果实尚呈青绿色时即可供鲜食而得名，适用于咳嗽痰血、咽喉肿痛、暑热烦渴、醉酒、鱼蟹中毒、鱼骨鲠喉者等。青果和青果油还有防治心脏病、胃溃疡和保护胆囊的功能。另据研究发现，孕妇及哺乳期食青果，对婴儿大脑发育有明显的促进作用，可使婴儿变聪明。近代医学研究发现，摄入钙含量丰富的物质，可减少患结肠癌和直肠癌的危险性。青果含钙量相当高，钙、磷比值远大于2，经常食用，人体中有足量的钙可与脂肪酸、胆汁酸结合形成不溶性化合物排出体外，减少对肠道的致癌作用。

◎ 临床应用

用于肺胃热壅所致的咽喉肿痛、痰涎壅盛及癫痫等症。

本品有清肺利咽、化痰的功效，故可用于上述诸种病症。据文献记载，本品尚可用于鱼骨鲠喉。

◎ 处方用名

橄榄、青果（用新鲜者）。

◎ 用法用量

内服：煎汤，6 ~ 12克；或熬膏；或入丸剂。外用：适量，研末撒或油调敷。

◎ 名方良方

治酒伤昏闷：青果肉10枚，煎汤饮。本方出自《本草汇言》。

治肠风下血：青果烧灰（存性）研末，每服6克，以米汤送下。本方出自《本草求真》。

治河豚鱼鳖诸毒，诸鱼骨鲠：青果捣汁，或煎浓汤饮。本方出自《随息居饮食谱》。

◎ 药典论述

《本草纲目》："治咽喉痛，咀嚼咽汁，能解一切鱼鳖毒。"

《日华子本草》："开胃，下气，止泻。"

◎ 养生药膳

⊙ 青果天麻煲乳鸽

配　方：青果10克，天麻8克，乳鸽1只。

制　作：青果、天麻洗净泡透，乳鸽宰杀洗净氽水，放入砂煲中加入适量的清水，煲制熟软调味即可。

功　效：平肝熄风。

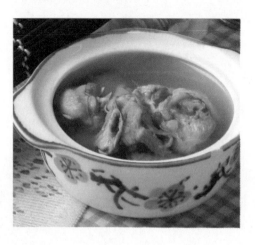

103

○ 马齿苋

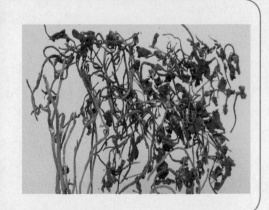

【药用】

本品为马齿苋科植物马齿苋的全草。

【性味与归经】

酸，寒。入心、大肠经。

【功效】

清热解毒，凉血治痢。

马齿苋为治菌痢的要药，以用新鲜者效果较佳。本品在近年来应用范围有所发展，如用治百日咳、肺结核及化脓性疾患等。由于本品原可做蔬菜食用，即使大量应用也很安全，故是一味值得重视的药品。

◎ 临床应用

1. 用于湿热或热毒引起的痢疾。

马齿苋为治痢疾要药，可单用本品煎服，也可配合辣蓼等药同用。

2. 用于热毒疮疡。

本品功能清热解毒而消痈肿，可用于热毒疮痈，单味煎汤内服，同时用鲜草洗净，捣烂外敷。

◎ 处方用名

马齿苋（洗净，晒干，切碎用）。

◎ 用法用量

内服：煎汤，10～15克，鲜品30～60克；或绞汁。外用：适量，捣敷；烧灰研末调敷；或煎水洗。

◎ 名方良方

治小便热淋：生马齿苋适量，绞汁，内服。本方出自《圣惠方》。

治小儿白秃：马齿苋煎膏，涂于患处；或马齿苋烧灰，以猪脂调之，搽于患处。本方出自《圣惠方》。

◎ 药典论述

《本草纲目》："散血消肿，利肠滑胎，解毒通淋，治产后虚汗。"

《食疗本草》："明门。亦治疳痢。"

◎ 养生药膳

⊙ 马齿苋水饺

配　方：马齿苋150克，牛肉馅150克，胡萝卜丁50克。

制　作：马齿苋飞水后切细末加牛肉

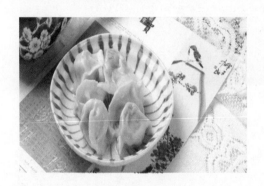

馅、胡萝卜丁，调盐、味精、葱末、姜末、香油均匀，包面皮即可。

功　效：清热解毒。

第五节　清虚热药

清虚热药性多寒凉，具有凉血退虚热的功效，适用于骨蒸潮热、低热不退等症。

○ 地骨皮

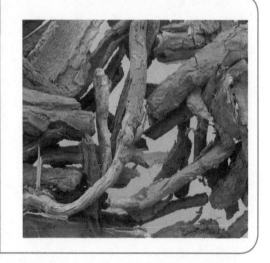

【药用】

本品为茄科植物宁夏枸杞及枸杞的根皮。

【性味与归经】

甘、淡，寒。入肺、肾经。

【功效】

清热凉血，退虚热。

地骨皮与丹皮，都能凉血疗虚热，用于阴虚发热。但地骨皮能清泄肺热，而丹皮能清泄肝热，且能清血分实热，又可活血散瘀。这是两药主要不同点。

关于治疗阴虚发热方面，前人有"丹皮治无汗之骨蒸，地骨皮治有汗之骨蒸"的说法，但现在临床上没有如此严格的区分，且在用于阴虚发热时，不论有汗或无汗，两药都可以同用。

◎ 临床应用

1. 用于肺热咳嗽、气喘，或痰中夹血等症。

邪热袭肺，肺失肃降，则上逆而为喘咳；热伤肺络，络损则血溢，夹于痰中，则为痰中有血丝。地骨皮能清泄肺热，肺热除则肺气清肃，喘咳等症自可减除，常与桑白皮等同用。

2. 用于血热妄行、吐血、衄血、尿血等症。

地骨皮入血分而凉血，故亦可用于吐血、衄血等症，可与白茅根、侧柏叶等配用。

3. 用于阴虚发热等症。

地骨皮善于退虚热，对阴虚发热、低热不退等症尤为适宜，常与青蒿、鳖甲、白薇等药配用。

◎ 处方用名

地骨皮（洗净，晒干，切碎用）。

◎ 用法用量

内服：煎汤，9～15克；大剂量可用15～30克。

◎ 名方良方

治虚劳口中苦渴，骨节烦热或寒：枸杞根白皮（切）5升，麦门冬、小麦各2升。上三味，以水2000毫升，煮麦熟，药成去渣，每服200毫升，日再。本方名为枸杞汤，出自《千金方》。

治小儿肺盛，气急喘嗽：地骨皮、桑白皮（炒）各30克，甘草（炙）3克。上锉散，入粳米1撮，水300毫升，煎取200毫升，食前服。本方名为泻白散，出自《小儿药证直诀》。

◎ 药典论述

《本草纲目》："去下焦肝肾虚热。"

《别录》："主风湿，下胸胁气，客热头痛，补内伤大劳嘘吸，坚筋，强阴，利大小肠，耐寒暑。"

◎ 养生药膳

⊙ 地骨皮爆鸡心

配　方：地骨皮5克，鸡心350克，青红椒10克。

制　作：地骨皮用清水洗净后加水蒸软，鸡心切片飞水过油。锅中留底油，加入蒜片、姜片、葱段，爆香加入鸡心、地骨皮、青红椒，加酱油、汤汁调味，翻炒均匀即可。

功　效：清肺降火，补五脏，益气血。

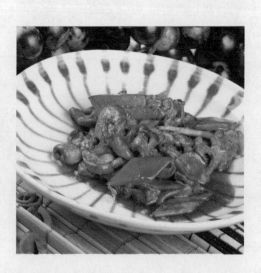

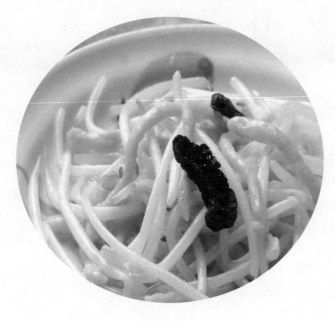

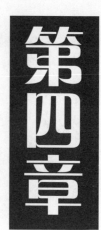

第四章

泻下药

凡能攻积、逐水，引起腹泻，或润肠通便的药物，称为泻下药。

泻下药用于里实的症候，其主要功用大致可分为三点：一为通利大便，以排除肠道内的宿食积滞或燥屎；一为清热泻火，使实热壅滞通过泻下而解除；一为逐水退肿，使水邪从大小便排出，以达到驱除停饮、消退水肿的目的。

根据泻下作用的不同，一般可分攻下药、润下药和峻下逐水药三类。

攻下药的作用较猛，峻下逐水药尤为峻烈。这两类药物，奏效迅速，但易伤正气，宜用于邪实正气不虚之症。对久病正虚、年老体弱以及妇女胎前产后、月经期等均应慎用或禁用。润下药的作用较缓和，能滑润大肠而解除排便困难，且不致引起大泻，故对老年虚弱患者，以及妇女胎前产后等由于血虚或津液不足所致的肠燥便秘，均可应用。

第一节 攻下药

攻下药，多属味苦性寒，既能通便，又能泻火，适用于大便燥结、宿食停积、实热壅滞等症。此外，攻下药在临床应用上还用于以下几个方面：

1. 对于上部充血、出血等病症兼见便秘者，用攻下药可使病情缓解，这是"上病下取"的方法。

2. 如痢疾初起，里急后重、泻而不畅者，虽无便秘现象，也可酌用攻下药，可促使病情减轻，这是"通因通用"的方法。

3. 近年来，中、西医结合治疗急腹症，在内服药方面，根据中医的"不通则痛"以及"六腑以通为用"等原理，对某些急腹症属于实热结滞症候，应用通里攻下，清热泻火的方法，获得良好疗效，从而免除手术治疗，减轻病人痛苦。

○ 制大黄

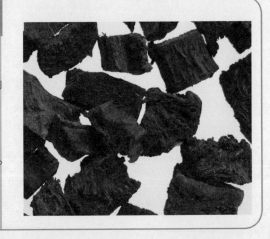

【药用】

本品为蓼科植物掌叶大黄或药大黄的根茎。

【性味与归经】

苦，寒。入脾、胃、大肠、心包、肝经。

【功效】

攻积导滞，泻火凉血，行瘀通经。

制大黄又称"川军"，性寒苦泄，是一味泻火、破积、行瘀的要药，使用少量，又有健胃作用，在临床上应用较为广泛，可随配伍的不同而发挥它的特长。如配以芒硝，可攻下破积；配以附子，可温阳降浊；配以茵陈，可清化湿热；配黄芩、黄连，可泻火凉血；配黄连、槟榔，可清热导滞，用于湿热下痢、里急后重；配丹皮、赤芍、桃仁等，可活血祛瘀，用于血瘀经闭、损伤瘀血或肠痈初起等症；又如用本品少量，配合乌贼骨，可清热而制酸，治胃痛泛酸、脘部灼热等症。

制大黄除内服外，又可外敷治热毒痈肿、水火烫伤，也是取它泻火解毒的功效。

如用本品泻下通便，煎服时应后下，或用沸开水泡汁，否则药效会减弱。

服用制大黄后，其色素会从小便或汗腺中排泄，故小便、汗液可以出现黄色。此外，哺乳妇女服用后，婴儿吮食乳汁，可能引起腹泻，因此授乳妇女不宜服用。由于本品又能活血行瘀，故妇女胎前产后及月经期间也必须慎用。

◎ 临床应用

1. 用于大便燥结，积滞泻痢，以及热结便秘、壮热苔黄等症。

制大黄泻下通便、清除积滞，故可用于大便不通及积滞泻痢、里急后重、溏而不爽等症；又因它能苦寒泄热，荡涤肠胃积滞，对于热结便秘、高热神昏等属于实热壅滞的症候，用之可以起到清热泻火的作用。在临床应用时，本品常与芒硝、厚朴、枳实等配伍。

2. 用于火热亢盛、迫血上溢，以及目赤暴痛，热毒疮疖等症。

制大黄泻下泄热，有泻血分实热的功效，故又能用治血热妄行而上溢，如吐血、衄血；对目赤肿痛、热毒疮疖等症属于血分实热壅滞的症候，可配黄连、黄芩、丹皮、赤芍等同用。

3. 用于产后瘀滞腹痛，瘀血凝滞、月经不通，以及跌打损伤、瘀滞作痛等症。

制大黄入血分，又能破血行瘀，故可用于上述瘀血留滞的实证，在使用时须配合活血行瘀的药物，如桃仁、赤芍、红花等同用。

此外，制大黄又可清化湿热而用于黄疸，临床多与茵陈、山栀等药配伍应用；如将本品研末，还可作为烫伤及热毒疮疡的外敷药，具有清热解毒的作用。

◎ 处方用名

生军、生川军、生锦纹、生大黄（生用，泻下力猛）、酒川军、酒洗大黄（用生大黄喷黄酒，烘干后应用，可增强活血行瘀之功）。

制大黄、制军、制川军（用黄酒拌匀后蒸熟成黑色，泻下力较缓，能清热化湿）。

◎ 用法用量

煎服，3～30克，用于泻下，不宜久煎。外用适量，研末调敷患处。

◎ 名方良方

治积瘀停滞，宿食，积痰，大便燥结：大黄不拘多少，串碎，用黄酒拌，于铜罐中密闭，隔水加热，九蒸九晒，研为细粉，过罗，炼蜜为小丸。每服6克，温开水送下。本方名为九制大黄丸，出自《饲鹤亭集方》。注意：孕妇忌服。

治肺脏积热，白睛肿胀，赤涩疼痛：玄参、汉防己、升麻、羚羊角、沙参、车前子、炒栀子、桑白皮、炒大黄、火麻仁、炒杏仁各10克。上为粗末，备用。水煎服。本方名为玄参散，出自《审视瑶函》。

◎ 药典论述

《日华子本草》："通宣一切气，调血脉，利关节，泄宿滞、水气，四肢冷热不调，温瘴热痰，利大小便，并敷一切疮疖痈毒。"

《本草纲目》："主治下痢亦白，里急腹痛，小便淋沥，实热燥结，潮热谵语，黄疸，诸火疮。"

◎ 养生药膳

⊙ 制大黄银芽炒肉丝

配　方：制大黄6克，银芽150克，猪里脊100克。

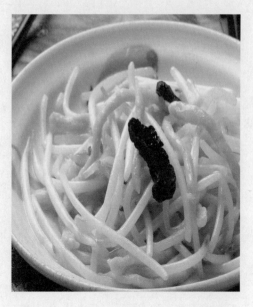

制　作：猪里脊码味上浆滑油至熟备用，制大黄煎取浓汁加盐、味精、白糖、胡椒粉、料酒、芡粉搅匀备用。锅中入底油烧热，煸香葱姜下银芽炒熟，放入肉丝烹制大黄汁炒匀即可。

功　效：清热解毒。

○ 番泻叶

【药用】

本品为豆科植物狭番泻叶或尖番泻叶的叶片。

【性味与归经】

甘、苦，大寒。入大肠经。

【功效】

泻热导滞。

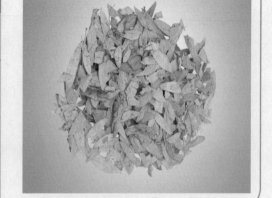

◎ 临床应用

用于热结便秘。

本品性寒味苦，质黏而润滑，能进入大肠经泻积热而润肠燥，故可用于热结便秘。但服量不宜过大，过量则有恶心、呕吐、腹痛等副作用，一般配木香、藿香等行气和中药品同用，可减少此弊。

◎ 处方用名

番泻叶（洗净，晒干用）。

◎ 用法用量

内服：煎汤，3～6克，后下；或泡茶；或研末，1.5～3克。

◎ 名方良方

治胃弱消化不良，便秘腹膨胀，胸闷：生大黄、丁香各1.8克。番泻叶、橘皮各3克，黄连1.5克，上药沸开水温浸2小时，去渣滤取汁液。每日1剂，分3次服用。

治上消化道出血（胃、十二指肠溃疡，胃炎等）：番泻叶适量。研细末，装入胶囊中，每粒胶囊装药0.5克。每次2粒，温开水送下，每日3次。防治肠粘连：番泻叶6克，川厚朴、杭芍、乌药、木香各12克，炙甘草15克，桃仁、当归各9克，大黄3克，炒莱菔子30克。水煎服。每日1剂，分2次服用。本方行气消胀，导滞通便。

◎ 药典论述

《现代实用中药》："番泻叶，少用为苦味健胃药，能促进消化；服适量能起缓下作用；欲其大泻则服4～6毫升，作浸剂，约数小时即起效用而泄泻。"

《饮片新参》"泄热，利肠腑，通大便。"

◎ 养生药膳

⊙ 番泻叶烧豆腐

配　方：番泻叶25克，豆腐200克，草菇50克。

制　作：番泻叶煎取浓汁，豆腐切块与草菇一起飞水备用。锅中留底油烧热，煸香葱姜入清汤，调盐、味精放入豆腐、草菇烧入味勾芡即可。

功　效：泻热导滞。

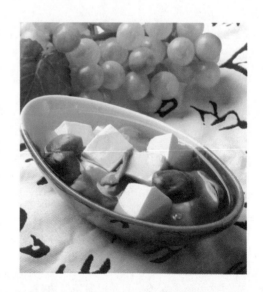

○ 芦荟

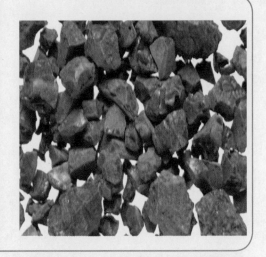

【药用】

本品为百合科植物库拉索芦荟草、好望角芦荟草或其同属他种植物叶茎切断后流出的汁液，经浓缩的制成品。

【性味与归经】

苦，寒。入肝、胃、大肠经。

【功效】

泻热通便，杀虫，凉肝。

芦荟是热带沙漠植物，具有药用、保健作用。吃芦荟要根据个人体质，芦荟对于实热体质比较适宜；对于虚寒体质以及阳虚、气虚的人就不太适宜，比如性功能下降，怕冷，精力不足，体力不足，记忆下降，活力不足等。

◎ 临床应用

1. 用于热结便秘或习惯性便秘。

本品泻火通便，能治热结便秘、头晕目赤、烦躁失眠等症，可与茯苓、朱砂等配伍应用。

2. 用于肝经实火、头晕头痛、躁狂易怒等症。

芦荟味苦性寒，既能凉肝清热，又可泻热通便，故对肝经实火而兼大便秘结者，可以起到"釜底抽薪"的功效。临床用此治疗肝经实火的躁狂易怒、惊悸抽搐等症，常与龙胆草、黄芩、黄柏、黄连、大黄、当归等同用。

3. 用于蛔虫腹痛或小儿疳积等症。

本品既能泄热通便，又能驱虫，故对蛔虫腹痛，可与使君子、苦楝根皮等配合应用。此外，本品外用有杀虫之功，可用治癣疾。

◎ 处方用名

芦荟、真芦荟（生用）。

◎ 用法用量

内服：入丸、散，或研末入胶囊，0.6～1.5克；不入汤剂。外用：适量，研末敷。

◎ 名方良方

治大便不通：芦荟（研细）21 克，朱砂（研如飞面）15 克。滴好酒和丸，每服9 克，酒吞。本方出自《本草经疏》。

治小儿急惊风：芦荟、胆星、天竺黄、雄黄各3 克。共为末，甘草汤和丸，如弹子大。病发时，用灯芯汤化服1 丸。本方出自《本草切要》。

◎ 药典论述

《药性论》："杀小儿疳蛔。主吹鼻杀脑疳，除鼻痒。"

《本草汇言》"芦荟,凉肝杀虫之药也。凡属肝脏为病，有热者，用之必无疑也。但味极苦，气极寒，诸苦寒药无出其右者。其功力主消不主补，因内热气强者可用，如内虚泄泻食少者禁之。"

◎ 养生药膳

⊙ 果珍芦荟

制　作：芦荟去皮切条飞水至熟冲凉水，加果珍拌匀腌1 小时即可。

功　效：润肤悦颜。

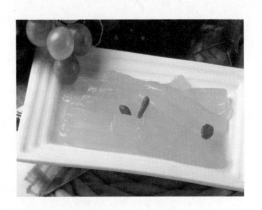

第二节　润下药

润下药，多为植物的种仁或果仁，富含油脂，具有润滑作用，使大便易于排出，适用于一切血虚津枯所致的便秘。临床还可根据不同病情，适当地与其他药物配伍应用，如热盛伤津而便秘者，可与养阴药配伍；兼血虚者，可与补血药配伍；兼气滞者，须与理气药配伍。

○ 火麻仁

【药用】

本品为大麻科植物大麻的果实。

【性味与归经】

甘，平。入脾、胃、大肠经。

【功效】

润肠通便。

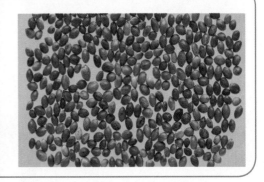

◎ 临床应用

用于肠燥便秘、老人及产后便秘。

火麻仁体润多汁，为甘性平，功能润燥滑肠，兼有滋养补虚作用，临床上常用于体质较为虚弱、津血枯少的肠燥便秘，可配合柏子仁、瓜蒌仁、郁李仁等同用。

◎ 处方用名

大麻仁、火麻仁（打碎用）。

◎ 用法用量

内服：煎汤，10 ~ 15 克；或入丸，散。外用：适量，捣敷；或煎水洗。

◎ 名方良方

治小儿疳疮：火麻仁适量，捣烂，敷于患处。每日换药6 ~ 7次。本方出自《子母秘录》。

治呕逆：火麻仁60克，熬，捣，以水研取汁，着少盐吃。本方出自《近效方》。

治小儿头面疮疥：麻子1000克，捣研为末，以水和绞取汁，再与蜜调和，敷于患处。本方出自《千金方》。

◎ 药典论述

《本草纲目》："利女人经脉，调大肠下痢；涂诸疮癞，杀虫；取汁煮粥食，止呕逆。"

《本经》："补中益气。"

◎ 养生药膳

⊙ 火麻仁小米粥

配　方：火麻仁50克，小米250克。

制　作：将火麻仁、小米洗净，放入锅中加水适量烧沸至米熟烂即可。

功　效：润燥滑肠，养胃生津。

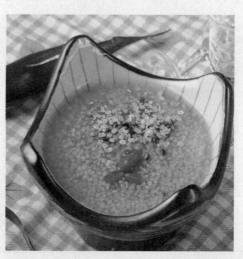

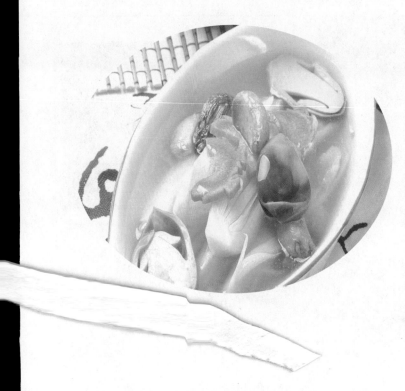

第五章

利水渗湿药

凡功能通利水道，渗除水湿的药物称为利水渗湿药。

利水渗湿药功能为通利小便，具有排除停蓄体内水湿之邪的作用，可以解除由水湿停蓄引起的各种病症，并能防止水湿日久化饮，水气凌心等，故临床应用具有重要意义。

利水渗湿药主要适用于小便不利、水肿、淋症等病症。对于湿温、黄疸、湿疮等水湿为患，亦具有治疗作用。

利水渗湿药味多甘、苦、淡，性多寒、平。主要归肾、膀胱经，兼入脾、肺、小肠经。

利水渗湿药，对于阴虚不足者应慎用。

○ 茯苓

【药用】

多孔菌科真菌茯苓菌核的白色部分。

【性味与归经】

甘、淡，平。归心、肺、脾、肾经。

【功效】

利水渗湿，健脾，化痰，宁心安神。

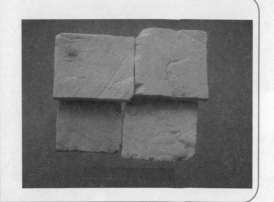

> 茯苓淡而能渗，甘而能补，能泻能补，两得其宜之药也。利水湿以治水肿小便不利，化痰饮以治咳嗽、痰湿入络之症，健脾胃而能止泻止带，宁心神治惊悸失眠。药性平和，无伤正气之弊，以其既能扶正，又能祛邪，故脾虚湿盛，正虚邪实之症尤为适宜。

◎ 临床应用

1. 用于小便不利，水肿等症。

茯苓功能利水渗湿，而药性平和，利水而不伤正气，为利水渗湿要药。凡小便不利、水湿停滞的症候，不论偏于寒湿，或偏于湿热，或属于脾虚湿聚，均可配合应用。如偏于寒湿者，可与桂枝、白术等配伍；偏于湿热者，可与猪苓、泽泻等配伍；属于脾气虚者，可与党参、黄耆、白术等配伍；属虚寒者，还可配附子、白术等同用。

2. 用于脾虚泄泻，带下。

茯苓既能健脾，又能渗湿，对于脾虚运化失常所致泄泻、带下，应用茯苓有标本兼顾之效，常与党参、白术、山药等配伍。有可用为补肺脾，治气虚之辅佐药。

3. 用于痰饮咳嗽，痰湿入络，肩背酸痛。

茯苓既能利水渗湿，又具健脾作用，对于脾虚不能运化水湿，停聚化生痰饮之症，具有治疗作用。可用半夏、陈皮同用，也可配桂枝、白术同用。治痰湿入络、肩酸背痛，可配半夏、枳壳同用。

4. 用于心悸，失眠等症。

茯苓能养心安神，故可用于心神不安、心悸、失眠等症，常与人参、远志、酸枣仁等配伍。

◎ 处方用名

1. 茯苓、白茯苓、云茯苓、云苓（去皮，蒸熟，切片，晒干用。偏于健脾宁心）。

2. 赤茯苓、赤苓（去皮，取菌核的淡红色部分，蒸透切片，或碾碎用。偏于渗

3. 朱茯苓、□茯苓、朱砂拌茯苓（取白茯苓净片，用朱□□%拌匀后用。可增强宁心安神的作用）。

◎ 用法用量

内服：煎汤，10～15克；或入丸□宁心安神用朱砂拌。

□ 名方应用

治心下有痰饮，胸胁支满目眩：伏苓200克，桂枝，白术各150克，甘草100克。上药加水6升，煮取3升，分3次温服。本方名为苓桂术甘汤，出自《金匮要略》。

治心虚梦泄，或白浊：白茯苓末10克，以米汤调下。每日2次。本方出自《仁斋直指方》。

◎ 药典论述

《本草衍义》："茯苓、茯神，行水之功多，益心脾不可阙也。"

《本草纲目》："茯苓气味淡而渗，其性上行，生津液，开腠理，滋水源而下降，利小便，故张洁古谓其属阳，浮而升，言其性也；东垣谓其为阳中之阴，降而下，□其功也。"

◎ □□

□ 茯苓□糖粥

配 □：茯苓15克，莲藕100克，大枣50克，粳米80克，糖15克。

制 作：粳米洗净，莲藕去皮洗净切丁，茯苓磨粉，大枣洗净待用。将粳米加水适量煮粥，待粥将熟时放入茯苓粉、红枣、藕丁，煮熟后加白糖搅匀即可。

功 效：健脾开胃，利水滋阴。

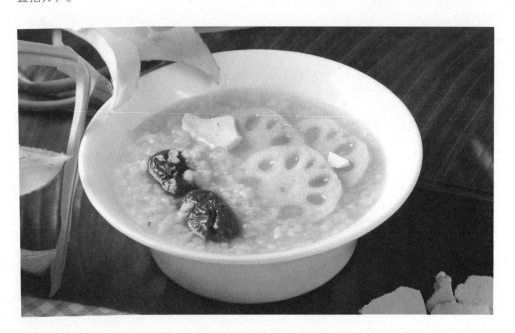

○ 泽泻

【药用】

泽泻科沼泽植物泽泻的块茎。

【性味归经】

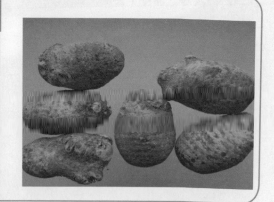

【功效】

利水渗湿，泄热。

> 泽泻性味甘寒，入肾、膀胱，专利水道、渗水湿，为治疗水湿为患的常用要药。且性属寒凉，有除热之能，既能用治湿热之症，又可配合应用以泄肾经之相火。

◎ 临床应用

1.用于小便不利，水肿，泄泻，淋浊，带下，痰饮停聚等症。

泽泻甘淡渗湿，利水作用与茯苓相似，亦为利水渗湿常用之品，且药性寒凉，能泄肾与膀胱之热，故对水湿偏热者，尤为适宜。治小便不利、水肿、淋浊、带下等症，常与茯苓、猪苓、车前子等配伍；治泄泻及痰饮所致的眩晕，可与白术配伍。

此外，可用于肾阴不足、虚火亢盛，配地黄、山茱萸等同用，有泻泄相火作用。

◎ 处方用名

泽泻、建泽泻、福泽泻（洗净，晒干，切片用）、炒泽泻（炒用，多用于利水止泻）。

◎ 用法用量

内服：煎汤，6～12克；或入丸、散。

◎ 名方良方

治心下有支饮，其人苦冒眩：泽泻150克，白术60克。上二味，以水400毫升，煮取200毫升，分温服。本方名为泽泻汤，出自《金匮要略》。

治湿热黄疸，面目身黄 茵陈、泽泻各30克，滑石9克。水煎服。本方出自《千金方》。

◎ 药典论述

《本草衍义》："其供尤长于行水。"

《本草汇言》："利水之主药。利水，人皆知之矣 丹溪又谓能利膀胱、包络之火，膀胱包络有火，病癃闭结胀者，火泻则水行，行水则火降矣，水火二义，并行不悖。"

◎ 养生药膳

⊙ 泽泻上汤娃娃菜

配　方：泽泻20克，娃娃菜200克，

炸蒜仔 25 克，草菇 25 克。

制　作：泽泻煎取浓汁，娃娃菜改刀成长条飞水，锅中留底油煸香热，去，加清汤、草菇、炸蒜仔、火腿、盐、味精、娃娃菜一起煮开即可。

功　效：利水渗湿。

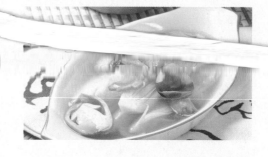

〇 薏苡仁

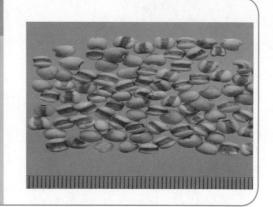

【药用】

禾本科草本植物薏苡的成熟种仁。

【性味与归经】

甘、淡，微寒。归脾、肾、肺经。

【功效】

利水渗湿，健脾，除痹，排脓消痈。

> 薏苡仁，甘淡微寒，入肺脾肾经，渗湿、健脾是其两大功能。利水渗湿以治小便不利，除湿利痹以治湿滞痹痛，且能健脾止泻，又能排脓消痈之效，性属和平，渗而不峻，补而不腻。乃清补淡渗之品，唯药力和缓，且质地较重，故用量须倍于他药。

◎ 临床应用

1. 用于小便不利，水肿，脚气，湿温等症。

薏苡仁功能利水渗湿，作用较为缓弱，然而因其性属微寒，故可用于湿热内蕴之症，对小便短赤，可与滑石、通草等同用；对湿温病邪在气分，湿邪偏胜者，可与杏仁、蔻仁、竹叶、木通等同用。本品又具健脾之功，用以治脾虚水肿、脚气肿痛，配伍茯苓、白术、木瓜、吴茱萸等同用。

2. 用于泄泻、带下。

本品既能健脾，又能渗湿，故适用于脾虚有湿的泄泻、带下，可与白术、茯苓等配伍。

3. 用于湿滞痹痛、筋脉拘挛等症。

本品能祛除湿邪、缓和拘挛，故可用于湿滞皮肉筋脉引起的痹痛拘挛，常与桂枝、苍术等配合应用。

4. 用于肺痈、肠痈。

薏苡仁上能清肺热，下利肠胃湿热，常用于内痈之症，具有排脓消痈之功。治肺痈胸痛、咯吐脓痰可与鲜芦根、冬瓜子、桃仁、鱼腥草等配伍；治肠痈，可与败酱草、附子等同用。

◎ 处方用名

1. 薏苡仁（薏米仁）、苡仁、米仁、生苡仁、生米仁（去壳晒干用，清利湿热宜生用）。

2. 炒薏苡仁（炒用，健脾宜炒用）。

◎ 用法用量

内服：煎汤，10～30克；或入丸、散，浸酒，煮粥，作羹。

◎ 名方良方

治病者一身尽疼，发热，日晡更剧：薏苡仁、麻黄（去节，汤泡）各15克，甘草（炙）30克，杏仁（去皮、尖、炒）10枚。上锉麻豆大，每次取12克，加300毫升水，煎至200毫升左右，去滓温服，有微汗避风。本方名为麻黄杏仁薏苡甘草汤，出自《金匮要略》。

治肠痈，其身甲错，腹皮急，按之濡如肿状，腹无积聚，身无热，脉数，此为肠内有痈脓：薏苡仁30克，附子6克，败酱15克。上三杵为末，加水400毫升，煎取200毫升，顿服。本方名为薏苡附子

败酱散，出自《金匮要略》。

◎ 药典论述

《本草纲目》："薏苡仁阳明药也，能健脾，益胃。虚则补其母，故肺痿肺痈用之。筋骨之病，以治阳明为本，故拘挛筋急，风痹者用之。土能生水除湿，故泻痢水肿用之。"

《本草经疏》："性燥能除湿，味甘能入脾补脾，兼淡能渗湿，故主筋急拘挛不可屈伸及风湿痹，除筋骨邪气不仁，利肠胃，消水肿令人能食。"

◎ 养生药膳

⊙ **薏苡仁粳米粥**

配　方：薏苡仁30克，粳米60克，桂花10克，砂糖少许。

制　作：薏苡仁洗净，粳米洗净把薏苡仁和粳米同入锅中加水煮粥至黏稠加入砂糖搅匀即可。

功　效：补中益气，清热排脓。

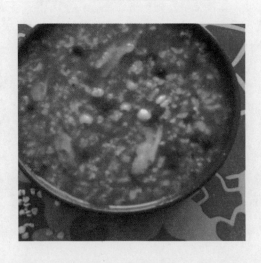

○ 车前子

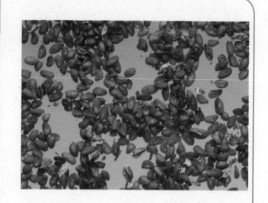

【药用】

车前科草植物车前或平车前的成熟种子。

【性味与归经】

甘，寒。归肝、肾、小肠、肺经。

【功效】

清热利水通淋，渗湿止泻，清肝明目，祛痰止咳。

车前子甘寒清热，性专降泄，故能通利水道、渗湿泄热，为利小便、治淋通之要药；小便利则清浊分，大便实则泄得止，故又能渗湿而止泻；入肝而清热，目赤肿痛是以治；入肺而祛痰，咳嗽痰多亦可疗。

车前子主要用治湿热下注、肝火肺热之实证，但又往往配伍补益之品，以治肾虚水肿及肝肾阴虚、眼目昏花等症，可见其适应病症较为广泛，然要在配伍适宜。

◎ 临床应用

1. 用于小便不利，淋沥涩痛，水肿等症。

车前子甘寒清热，质沉下行，性专降泄，具有良好的通利小便、渗湿泄热功效，用于湿热下注、小便淋沥涩痛等症，常与木通、滑石等配伍应用。对于水肿、小便不利等症，也具有显著功效，为临床所常用，主要用于实证；如肾虚水肿，可配熟地、肉桂、附子、牛膝等同用。

2. 用于湿热泄泻。

车前子能渗利水湿，分清泌浊而止泻，利小便而实大便，临床上以治湿热泄泻为宜，症情轻者，可以单味使用；较重者可配茯苓、猪苓、泽泻、苡仁等同用。

3. 用于目赤肿痛或眼目昏花。

车前子清肝热而明头目，不论虚实，都可配用，如肝火上炎所致的目赤肿痛者，可与菊花、决明子、青葙子等同用；如肝肾不足所致的眼目昏花、迎风流泪，可与熟地、菟丝子等同用。

4. 用于咳嗽痰多。

本品又有祛痰止咳之功，以用于肺热咳嗽较宜，可与杏仁、桔梗、苏子等化痰止咳药同用。

121

◎ 用法用量

内服：煎汤，5～15克，包煎；或入丸、散。外用：适量，水煎洗或研末调敷。

◎ 名方良方

治小便血淋作痛：车前子晒干为末，每服6克，车前叶煎汤下。本方出自《普济方》。

治肝肾俱虚，眼常昏暗：菟丝子（酒浸5日，曝干捣为末）150克，车前子30克，熟干地黄90克。上药捣罗为末，炼蜜和捣，丸如梧桐子大。一次30丸，空腹温酒送下，晚饭前再服。本方出自《圣惠方》。

治阴痒痛：车前子加水600毫升，煮三沸，去渣，以药液清洗痒痛处。本方出自《外台》。

◎ 药典论述

《别录》："男子伤中，女子淋沥，不欲食。养肺强阴益精。明目疗赤痛。"

《本经》："主气癃、止痛，利水道小便，除湿痹。"

◎ 养生药膳

⊙ 车前子马蹄小麦粥

配 方：车前子10克，马蹄20克，小麦60克，枸杞12克，粳米150克。

制 作：车前子、马蹄洗净，马蹄切小粒，小麦洗好备用。锅中加水，放入车前子、马蹄、粳米、枸杞、小麦，一同煲30分钟即可。

功 效：利水通淋，渗湿止泻，清热解毒，开胃健脾。

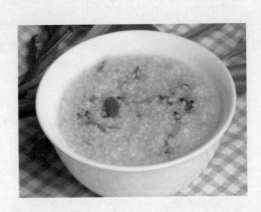

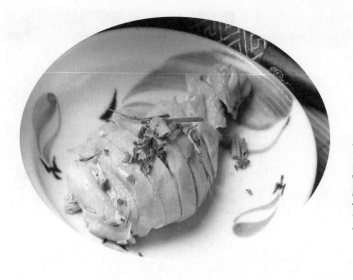

第十八章 化湿药

凡功能化除湿浊，醒悦脾胃的药物，称为化湿药。

化湿药，大多气味芳香，故又称为"芳香化湿药"。使用化湿药后，可以使湿化除，从而解除湿困脾胃的症状，所以又称为"化湿醒脾药"或"化湿悦脾药"。

脾胃为后天之本，主运化，喜燥而恶湿，爱暖而悦芳香，易为湿邪所困，湿困脾胃（又称湿阻中焦）则脾胃功能失常，化湿药能宣化湿浊，醒悦脾胃而使脾运复健，故在临床应用上具有重要意义。

化湿药主要适用于湿困脾胃、身体倦怠、脘腹胀闷、胃纳不馨、口甘多涎、大便溏薄、舌苔白腻等症。此外，对湿温、暑温诸症亦有治疗作用。

化湿药性味大都辛温，归入脾胃，而且气味芳香，性属温燥或偏于温燥。

化湿药功能化湿、燥湿，易于耗阴伤津，故阴虚津少，舌绛光剥者慎用。

○ 藿香

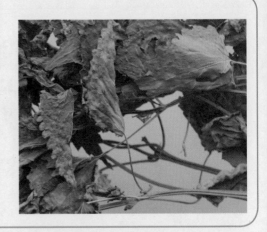

【药用】

唇形科草本植物广藿香或藿香的地上部分。

【性味与归经】

辛，温。归脾、胃、肺经。

【功效】

化脾醒湿，辟秽和中，解暑，发表。

藿香气味芳香，化湿辟秽而和脾胃，性味辛温，散表邪而除表证，兼能解除暑邪，为夏令要药，鲜者尤佳。又治鼻渊，颇有良效。而辛香而不过散，温熙而不燥烈，故为临床常用药也。

紫苏与藿香皆有发表和中的作用，紫苏长于散寒解表，且能安胎、解鱼蟹毒；藿香长于化湿醒脾，且能解暑、治鼻渊。

香薷与藿香皆为既能发表，又能解暑之药而香薷散寒解表力佳，且能行水消肿；藿香则化湿醒脾力优，且能治鼻渊。

◎ 临床应用

1. 用于湿阻脾胃、脘腹胀满、湿温初起等症。

藿香气味芳香，功能醒脾化湿，为芳化湿浊之要药，故适用于湿阻中焦、脘闷纳呆之症候，在临床上常与佩兰等同用。用于湿温初起，可配薄荷、茵陈、黄芩等同用。

2. 用于呕吐、泄泻等症。

藿香芳香辟秽浊而能和理脾胃，适用于感受秽浊、呕吐泄泻之症，可配苏叶、半夏、厚朴、陈皮等同用。对于胃寒呕吐之症，可配半夏同用；如湿热者，可配黄连、竹茹；脾胃虚弱者，可配党参、甘草；妊娠呕吐，可配砂仁同用。

3. 用于暑湿症。

藿香微温，化湿而不燥热，又善于解暑，为解暑要药。其治暑湿之症，不论偏寒、偏热，都可应用，临床经常与佩兰配伍同用。

4. 用于发热恶寒、恶寒发热、胸脘满闷等症。

本品既能化湿，又能解表，故适用于

外感风寒兼有湿阻中焦的症候，常配伍紫苏、陈皮等同用。

此外，可治鼻渊，常可配猪胆汁等同用。

◎ 处方用名

藿香、土藿香（洗净，晒干，切碎用）。

广藿香（产广东者，一般认为功效较好。洗净，晒干，切碎用）。

鲜藿香（新鲜者，洗净，切碎用。主要用于解暑）。

◎ 用法用量

内服：煎汤，6～10克；或入丸、散。外用：适量，煎水洗；或研末搽。

◎ 名方良方

藿香正气散（《和局方剂》）：藿香、厚朴、陈皮、大腹皮、桔梗、半夏、白芷、茯苓、苏叶、甘草。治外感不正之气，内伤饮食，头痛发热，或霍乱吐泻，或发疟疾。

不换金正气散（《和局方剂》）：藿香、法半夏、苍术、厚朴、陈皮、甘草。治湿浊内阻兼有外感。

◎ 药典论述

《药品化义》："其气方香，善行胃气，以此调中，治呕吐霍乱，以此快气，除秽恶痞闷。且香能和合五脏，若脾胃不和，用之助胃而进饮食，有醒脾开胃之功。"

《本草正义》："藿香虽不燥烈，然究是以气用事，惟舌有浊垢而漾漾欲泛者为佳。若舌燥光滑，津液不布者，咸非所宜。"

◎ 养生药膳

⊙ 藿香汁爆百叶

配　方：藿香12克，百叶250克，红椒丝30克，葱丝、香菜各25克。

制　作：百叶切丝飞水备用。锅中底油烧热，煸香姜丝下入百叶、红椒丝、葱丝、香菜段、盐、胡椒粉、味精、藿香煎取的浓汁勾芡炒匀即可。

功　效：解表益肾。

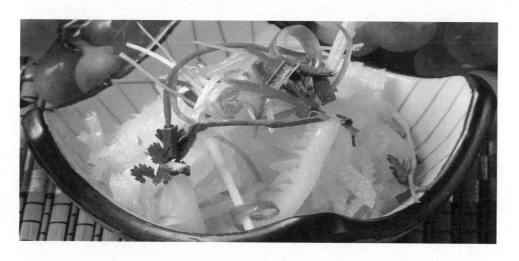

○ 佩兰

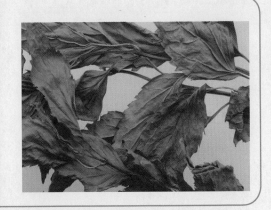

【药用】

菊科草本植物佩兰的地上部分。

【性味与归经】

辛，平。归脾、胃经。

【功效】

化湿醒脾，解暑。

佩兰《本经》中称兰草，性味辛平，气味芳香，专入脾胃，有化湿悦脾之效，有能解暑，为治疗暑湿内蕴之药，其为脾瘅要药，亦去化湿之功。鲜品用于夏令作用尤佳。

藿香与佩兰均能化湿和中、解除暑热，故临床往往相须配用，但藿香性偏辛温，又能祛风寒、治鼻渊；佩兰则性属辛平，又为湿温、脾瘅之要药。

◎ 临床应用

1. 用于湿阻脾胃、脘腹胀满、湿温初起，以及口中甜腻等症。

佩兰气味芳香，善于化湿醒脾，功效与藿香相似，治疗湿阻脾胃症候，两药往往相须为用。本品气味清香，性平不温，故又为治疗湿温病症要药，常与藿香、黄芩、苡仁等药配合应用。此外，又适用于湿热内阻、口中甜腻多涎、口气腐臭之症。

2. 用于暑湿症。

佩兰能醒脾化湿，用于内蕴、畏寒、发热、头胀、胸闷、胃呆等症，常配合藿香、厚朴、荷叶同用。

◎ 处方用名

佩兰、佩兰叶、陈佩兰（洗净，晒干，切碎用）、鲜佩兰（新鲜者，洗净，切碎用。主要用以解暑）。

◎ 用法用量

内服：煎汤，6～10克；鲜品可用15～20克。

◎ 名方良方

治脾瘅口甘：兰草，煎汤服。本方出自《素问》。

治五月霉湿，并治秽浊之气：藿香叶3克，佩兰叶3克，陈广皮4.5克，制半夏4.5克，大腹皮（酒洗）3克，厚朴（姜汁炒）2.4

克，加鲜荷叶 9 克为引。煎汤服。本方名为芳香化浊法，出自《时病论》。

◎ 药典论述

《本草经疏》："肺主气，肺气郁结，则上窍闭而下窍不通，胃主纳水谷，胃气郁滞，则水哕不以时化而为痰癖，兰草辛平能散结滞，芬芳能除秽恶，则上来诸症自疗，大多开胃除恶，清肺消痰，散郁结之圣药也。"

◎ 养生药膳

⊙ 佩兰咸鸡

配　方：佩兰 26 克，三黄鸡 1 只，草果 12 克。

制　作：佩兰、草果、香叶、八角、葱、姜加清水煮开，放入焯水的三黄鸡蒸至断生，原汤泡至冷却即可。

功　效：利水化湿。

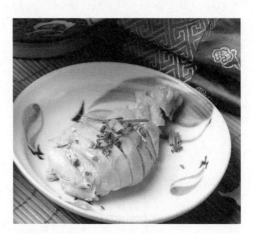

○ 白豆蔻

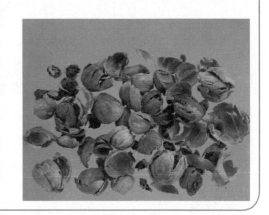

【药用】

姜科草本植物白豆蔻或爪哇白豆蔻的成熟果实。

【性味与归经】

辛，温。归肺、脾、胃经。

【功效】

化湿行气，温中止呕。

白豆蔻辛温而不热，芳香而气清，入肺经宣滞宽胸，入脾胃化湿行气，温中而能止呕，为中上二焦寒湿气滞之要药。

砂仁与白豆蔻，性味相同，皆入脾胃，均有化湿醒脾、行气宽中作用。惟砂仁芳香而气浊，能温中止泻，且入肾经，适用于中下二焦寒湿气滞之症，尚有安胎作用；白豆蔻芳香而气清，能温中止呕，且入肺经，适用于中上二焦寒湿气滞之症。

◎ 临床应用

1. 用于湿阻脾胃, 脘腹胀满, 不思饮食, 胸闷气滞, 以及湿温初起等症。

白豆蔻气味芳香, 辛温通散, 功能化湿醒脾, 兼能行气, 对湿阻气滞作用较好, 可与苍术、半夏、陈皮等同用。本品气清上浮, 能入肺经, 又可用于气滞胸闷之症, 可配厚朴、枳壳等同用。此外, 还可用于湿温初起, 如属热盛者可配黄芩、连翘、竹叶等同用; 湿重者可合淡渗利湿之品如滑石、苡仁、通草等同用。

2. 用于恶心呕吐。

白豆蔻能温中散寒, 具有止呕作用, 用治胃寒呕恶, 常合半夏、藿香、生姜等同用。治小儿胃寒吐乳, 可配砂仁、甘草共研细末, 常渗口中。

◎ 处方用名

白豆蔻、豆蔻、紫豆蔻(带壳, 打碎用)。

◎ 用法用量

3 ~ 10克, 煎服, 后下; 散剂2 ~ 5克。

◎ 名方良方

治胃气冷, 吃饭即欲得吐: 白豆蔻子3枚, 捣, 筛, 更研细, 好酒200毫升, 微温调之, 并饮三两盏。本方出自《随身备急方》。

治胃口寒作吐及作痛者: 白豆蔻仁9克, 为末, 酒送下。本方名为白豆蔻散,

出自《赤水玄珠》。

◎ 药典论述

《开宝本草》:"主积冷气, 止吐逆, 反胃, 消谷下气。"

《本草经疏》:"主积冷气及伤积吐逆, 因寒反胃。暖能消物, 故有主消谷; 温能通行, 故主下气。东垣用以散肺中滞气, 宽膈进食, 去白睛翳膜, 散滞之功也。"

◎ 养生药膳

⊙ 白豆蔻荷叶鱼头

配 方: 白豆蔻20克, 大鱼头1只, 荷叶1张, 玉竹、干百合各20克。

制 作: 白豆蔻用清水洗干净, 鲜荷叶洗净切成条, 鱼头去鳞去内脏。锅中放入少量的油, 下姜片、葱段, 加入鱼头煎一下, 加清水烧开, 放入荷叶、白豆蔻、玉竹、干百合, 用武火烧至鱼头软烂, 捡出荷叶即可食用。

功 效: 清热解毒, 温中补脾, 益气血。

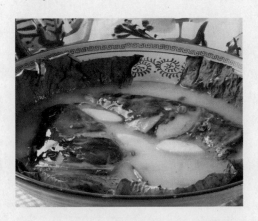

○ 苍术

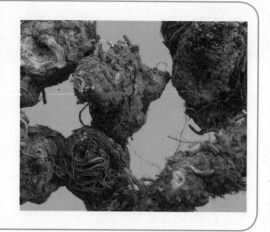

【药用】

菊科草本植物茅苍术或北苍术或关苍术的根茎。

【性味与归经】

辛、苦，温。归脾、胃经。

【功效】

燥湿健脾，祛风湿，解表，明目。

苍术苦温，能入脾胃，燥湿健脾，以除寒湿中阻之症；辛香且主行散，祛风胜湿，以治风湿痹痛之候。兼能发散除风湿在表，且可明目愈雀目夜盲。

苍术性偏温燥，易于伤阴，以湿浊内阻、舌苔厚腻者用之为宜。如阴虚有热、大便燥结及多汗者，不宜应用。

◎ 临床应用

1. 用于湿阻脾胃、脘腹胀满、寒湿白带、湿温病，以及湿热下注、脚膝肿痛、痿软无力等症。

苍术温燥而辛烈，主要用于寒湿较重的症候，一般以舌苔白腻厚浊作为选用的依据。由于其燥湿力强，湿去则脾胃得以健运，故称其功用燥湿健脾。临床用治湿阻脾胃，而见脘腹胀满、食欲不振、倦怠乏力、舌苔白腻厚浊等症，常与厚朴、陈皮等配伍应用；用治寒湿白带，可配白芷同用。本品虽属温燥之品，然燥湿力强，又每配合清热之品以治湿热为患之证，如湿热白带，又可配知母、苦参、墓头回；湿热下注、脚膝肿痛、痿软无力，可配黄柏、牛膝、苡仁等同用；湿温病证，可配石膏、知母等同用。

2. 用于风湿痹痛、肢体关节疼痛。

本品既能温燥除湿，又能辛散祛风，散除经络肢体的风湿之邪，对寒湿偏重的痹痛尤为适宜，可配合羌活、独活等同用。

3. 用于风寒表证。

本品辛散，兼能散寒解表，适用于感受风寒湿邪的头痛、身痛、无汗等症，常与羌活、细辛、防风等同用。

4. 用于夜盲、眼目昏涩。

苍术生用有明目之功，为治夜盲要药，可与猪肝或羊肝、石决明等配伍同用。

此外，本品气味芳香，又能辟秽，民间每于夏历端午节用苍术与白芷在室内同燃，用以辟疫。经近人实验，此法确能起到消毒杀菌的作用。

◎ 处方用名

制苍术（用米泔水浸透，再蒸黑，减少辛燥之性）。

炒苍术（用麸皮拌炒至微黄色为度，减少辛燥之性）。

生苍术（用米泔水浸润，切片，晒干。药性较辛燥）。

茅术、炒茅术、焦茅术、炙茅术（麸皮拌炒）。

◎ 用法用量

内服：煎汤，3～9克；或入丸、散。

◎ 名方良方

治飧泄：苍术60克，小椒（去目，炒）30克。上为极细末，醋糊为丸，如桐子大。每服20丸，或30丸，食前温水下。本方名为椒术丸，出自《素问病机保命集》。

治湿气身痛：苍术，泔浸切，水煎，取浓汁熬膏，白汤点服。本方出自《简便单方》。

◎ 药典论述

《本草通玄》："宽中发汗，其功胜于白术，补中除湿，其力不胜白术。大抵卑坚之土，宜以白术以培之，敦阜之土，宜于苍术以平之。"

《本草纲目》："治湿痰留饮，或挟瘀血成窠囊，及脾湿下流，浊沥带下，滑泻肠风。"

◎ 养生药膳

⊙ 苍术炒猪肝

配　方：苍术10克，猪肝片250克，黄瓜片5克，冬笋15克，木耳10克。

制　作：苍术洗净上笼蒸20分钟，猪肝片上浆滑油，木耳洗净，黄瓜、冬笋切片。锅底放入葱、油、小料煸香，加料酒、盐、味精、胡椒粉，放苍术、猪肝、木耳、黄瓜片、冬笋片翻炒熟即可。

功　效：燥湿健脾，祛风散寒，补肝明目，养血。

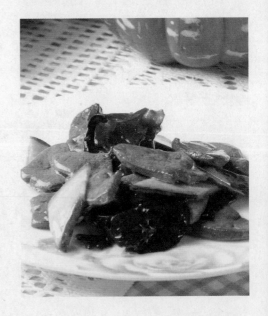

〇 厚朴

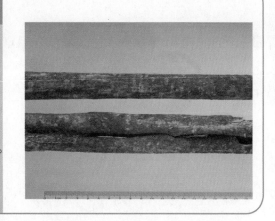

【药用】

木兰科乔木厚朴或凹叶厚朴的干皮、根皮及枝皮。

【性味与归经】

苦、辛，温。归脾、胃、肺、大肠经。

【功效】

燥湿行气，降逆平喘。

厚朴苦温，性燥味辛善散，能燥除脾家之湿浊，行散胸腹之气滞，无论有形、无形，凡属胀闷之症皆可用之，为燥湿行气、除满消胀之良药。复能下气平喘，以治痰湿咳喘之症，但内热津枯者忌用。

苍术、厚朴苦辛而温，性均温燥，善治寒湿中阻之症，唯苍术燥性较烈，燥湿而健脾，且能祛风胜湿以治痹痛、发散以解表、明目而治夜盲之证；厚朴则燥湿以行气，除满消胀之力佳，且能下气平喘以治喘咳之疾。

◎ 临床应用

1. 用于湿阻脾胃、脘腹胀满，以及气滞胸腹胀痛、便秘腹胀、梅核气等症。

厚朴既能温燥寒湿，又能行气宽中，为消胀除满之要药，常与苍术、陈皮等配合用于湿困脾胃、脘腹致胀满等症。本品行气作用较佳，对气滞胸腹胀痛，可配木香、枳壳同用；便秘腹胀，可配大黄、枳实同用；治痰气互结梅核气，可配苏叶、半夏等同用。

2. 用于痰多咳嗽等症。

厚朴又能温化痰湿，下气降逆，故可用于痰湿内蕴、胸闷喘咳，常与苏子、半夏或麻黄、杏仁等同用。

◎ 处方用名

厚朴、制川朴、制厚朴（用生姜、苏叶煎汁，趁热拌入，吸匀拌透，干燥后用，以增强温中散寒之功）。

◎ 用法用量

内服：煎汤，3～10克；或入丸、散。

◎ 名方良方

治虫积：厚朴、槟榔各6克，乌梅2个。水煎服。本方出自《保赤全书》。

治中寒洞泄：干姜、厚朴等份。上为

末，蜜丸梧子大。任下 30 丸。本方出自《鲍氏小儿方》。

◎ 药典论述

《本草纲目》："主肺气胀满，膨而喘咳。"

《本草衍义补遗》："厚朴能治腹胀，因其味辛以提其气。"

◎ 养生药膳

⊙ 厚朴栗子炖猪蹄

配　方：厚朴 10 克，栗子 25 克，猪蹄 200 克。

制　作：将厚朴、栗子洗净备用，猪蹄洗净去爪改刀成块焯水备用，另起锅加入清水、姜片、厚朴、栗子、猪蹄调味用武火烧沸改文火煲制熟软即可。

功　效：温中燥湿，补肾气，强筋骨，补血通乳。

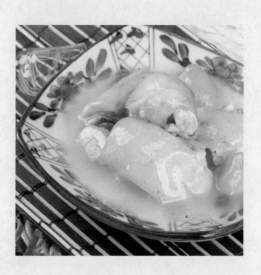

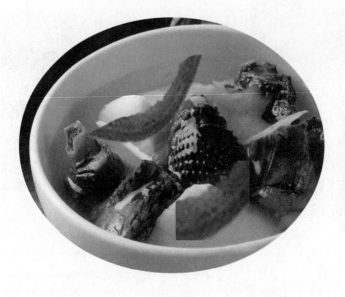

祛风湿药

第七章

凡功能祛除风湿，解除痹痛的药物，称为祛风湿药。

风寒湿邪侵犯人体，留着于经络、筋骨之间，可以出现肢体筋骨酸楚疼痛、关节伸展不利，日久不治往往损及肝肾而腰膝酸痛、下肢痿弱。凡患风湿痹痛者，必须选用祛风湿药进行治疗。

祛风湿药主要适用于风湿痹痛，肢节不利，酸楚麻木以及腰膝痿弱等症，有的偏于祛除风湿，有的偏于通利经络，有的具有补肝肾强筋骨作用，可根据病情适当选用。

祛风湿药味多辛苦，性寒温不一，主要归于肝肾二经。

祛风湿药易于伤耗阴血，故阴血不足者需慎用。

○ 五加皮

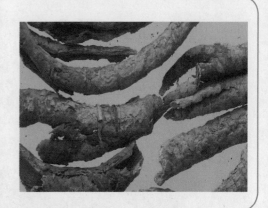

【药用】

五加科小灌木系住五加的根皮。

【性味与归经】

辛、苦。温。归肝、肾经。

【功效】

祛除风湿，补肝肾，强筋骨，利水消肿。

五加皮辛苦而温，能入肝肾，既能祛风除湿，风湿除则痹痛自止，又能补益肝肾，肝肾壮则筋骨自健，故风湿痹痛、肝肾不足者，皆持为要药。且能利水消肿，以治小便不利，然必须与利水消肿药配用，方能奏效焉。

◎ 临床应用

1. 用于风湿痹痛，腰膝酸痛。

本品功能祛风湿，又能补肝肾，强筋骨，可用于风湿痹痛、筋骨拘挛、腰膝酸痛等症，对肝肾不足有风湿者最为适用，可单用浸酒服，也可与羌活、秦艽、威灵仙等配伍应用。

2. 用于肝肾不足、腰膝酸痛、脚膝痿弱无力、小儿行迟等症。

本品又能温补肝肾、强筋健骨，可用治肝肾不足所致腰膝酸疼、下肢痿弱以及小儿行迟等症，在临床应用上常与牛膝、木瓜、续断等药同用。

3. 用于水肿、小便不利。

本品又能利水消肿，治水肿、小便不利，常配合茯苓皮、大腹皮、生姜皮、地骨等药同用。

◎ 处方用名

五加皮、南五加皮（洗净，晒干，切碎用）。

◎ 用法用量

内服：煎汤，6～9克，鲜品加倍；浸酒或入丸、散。外用：适量，煎水熏洗或为末敷。

◎ 名方良方

治一切风湿痿痹，壮筋骨，填精髓：五加皮适量，洗刮去骨，煎汁和曲米酿成饮之；或切碎袋盛，浸酒煮饮。视病情，可加当归、牛膝、地榆等药。本方名为五加皮酒，出自《本草纲目》。

治腰痛：五加皮、杜仲（炒）等份。上药为末，酒糊丸，如梧桐子大。每服30丸，温酒送下。本方名为五加皮散，出自《卫生家宝方》。

◎ 药典论述

《本草纲目》："治风湿痿痹，壮筋骨。"

《本草求真》："脚气之病……服此辛苦而温，辛则气顺而化痰，苦则坚骨而益精，温则祛风而胜湿，凡肌肤之瘀血，筋骨之风邪，靡不因此而治。"

◎ 养生药膳

⊙ 五加皮炖猪尾

配　方：五加皮20克，猪尾500克。

制　作：五加皮洗净，刮去骨，装入纱布袋中，猪尾洗净，剁成4厘米的长段，将猪尾药袋同入砂锅，加料酒、葱、姜、盐、味精，加入500毫升清水，置于火上烧沸，再以文火炖至熟烂即可。

功　效：祛风湿，补肝肾，强筋骨，滋阴润燥。

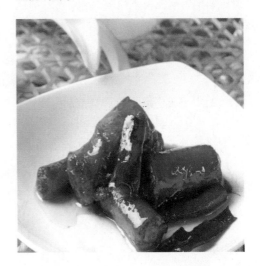

○ 乌梢蛇

【药用】

游蛇科动物乌梢蛇除去内脏的干燥体。

【性味与归经】

味甘，性平。归肝经。

【功效】

祛风，通络，止痉。

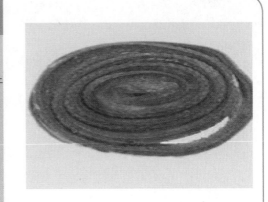

乌梢蛇干具有祛风湿、通经络的功效，是治疗风湿性关节炎、中风、口眼歪斜、半身不遂等顽固性疾病的首选天然药材；乌梢蛇肉治病早在李时珍的《本草纲目》中就有记载，主治"诸风顽痹，皮肤不仁，风骚湿疹、疥癣热毒、须眉脱落"等症。

◎ 临床应用

1. 用于风湿痹痛、筋脉拘急，以及口眼㖞斜、半身不遂等症。

本品有较强的祛风通络，透骨搜风作用，故对风湿痹痛、筋脉拘急等症，可配伍豨莶草、独活、威灵仙等药同用；治口眼㖞斜、语言謇涩，或筋脉挛急、肌肉麻痹等症，可与全蝎、当归、羌活、白芷等配伍应用，或浸酒服。

2. 用于破伤风，惊风抽搐。

本品又能定惊止痉，可治破伤风，痉挛抽搐及小儿惊风痉厥，配伍白花蛇、蜈蚣等药同用。

此外，乌梢蛇又可用于麻风、疥癣，具有祛风攻毒之效，可与白花蛇、雄黄等药同用。

◎ 处方用名

乌蛇、黄风蛇、乌花蛇、剑脊蛇、剑脊乌梢蛇、黑风蛇、南蛇。

◎ 用法用量

内服：煎汤，4.5～12克；酒浸或焙干研末为丸、散。外用：烧灰调敷。

◎ 名方良方

治面上疮：乌蛇100克，烧灰，研成细末，以熟猪油调成膏，涂于患处。本方出自《圣惠方》。

治婴儿撮口，不能食乳：乌梢蛇（酒浸，去皮骨，炙）25克，麝香0.5克。两味研为细末。用时，取0.15克药末，以荆芥煎汤调灌之。本方出自《圣济总录》。

◎ 药典论述

《开宝本草》："主中风湿痹不仁，筋脉拘急，口面㖞斜，半身不遂，骨节疼痛，大风疥癞及瘙痒，脚弱不能久立。"

《本草经疏》："风者百病之长，善行而数变。蛇性走窜，亦善行而无处不到，故能引诸风药至病所，自脏腑而达皮毛也。"

◎ 养生药膳

⊙ 乌梢蛇煲乌鸡

配　方：乌梢蛇20克，姜片5克，乌鸡300克。

制　作：乌鸡宰杀洗净，剁块氽水，乌梢蛇洗净，一同放入煲中，加入清水调入味，小火煲制熟软即可。

功　效：祛风通络，滋阴补血。

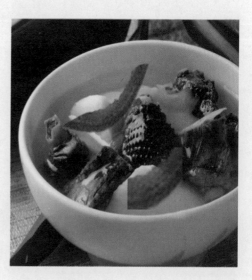

○ 桑枝

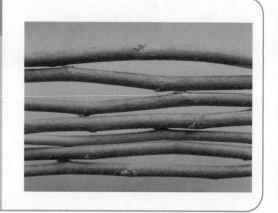

【药用】

桑科乔木桑的嫩枝。

【性味与归经】

苦，平。归肝经。

【功效】

祛风通络。

桑枝清热祛湿通络，用于风湿热痹、四肢关节疼痛。该品能祛风通络利关节，可单独重用该品（以老桑枝为宜）治疗关节红肿热痛等属热痹的关节病变，小可配合其他药物同用。该品主要作用为祛风通络。主治风湿痹症，而尤宜于上肢痹痛。

◎ 临床应用

用于风湿痹痛。桑枝善于祛风，通利关节，用于风湿痹痛，常与防己、威灵仙、羌活、独活等配合应用；本品善走上肢，尤以治肩背酸痛，经络不利为常用，可单独熬膏服或与祛风湿药配伍使用。

◎ 处方用名

桑枝、嫩桑枝、童桑枝、炒桑枝（清炒微焦用）。

◎ 用法用量

内服：煎汤，15~30克。外用：适量，煎水熏洗。

◎ 名方良方

治臂痛：桑枝1小升。细切，炒香，以水700毫升，煎取400毫升。每日服尽，无时。本方出自《本事方》。

治水气脚气：桑枝60克。炒香，加水200毫升，煎取40毫升。每日1剂，分2次空腹服用。本方出自《圣济总录》。

◎ 药典论述

《本草图经》："疗遍体风痒干燥，脚气风气，四肢拘挛。"

《本草备要》："利关节，养津液，行水去风。"

◎ 养生药膳

⊙ 桑枝菊花枸杞粥

配　方：桑枝15克，枸杞7克，糯

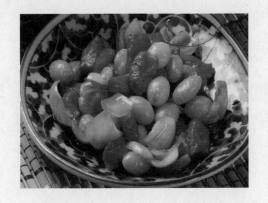

米 50 克，菊花、莲子各 20 克。

制　作：桑枝、菊花加水蒸 20 分钟
后留汁液，锅内放糯米和水煮开放莲子、
枸杞子和药汁一起熬 30 分钟即可。

功　效：祛风湿，利关节，清热解毒，
益阴养血。

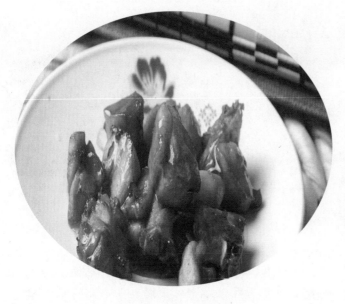

第八章

理气药

　　凡功能能调理气分，舒畅气机的药物称为里气药。因其善于行散气滞故又称为行气药，作用较强者称为破气药。

　　所谓气滞，就是指气机不畅、气行阻滞的证候。多由于冷热失调、精神抑郁、饮食失常以及痰饮湿浊等因所致。气滞病症，主要为胀满疼痛。气滞日久不治，可进而生痰、动火、积留血液。理气药功能疏通气机，既能缓解胀满疼痛，又能防止胀、满、瘀的发生，所以凡属气滞病症及时应用理气药治疗具有重要意义。

　　理气药适用于脾胃气滞、脘腹胀满疼痛，胸部气滞、胸痹疼痛，肝气瘀滞、胁肋胀痛、乳房胀痛或结块、疝痛、月经不调等，以及胃气上逆、呕吐嗳气、呕逆等症。分别具有理气宽中、行气止痛、宽胸止痛、疏肝解郁、降逆和胃等作用。

　　理气药大都味多苦辛，性多属温，能入脾、胃、肺、肝经。

　　理气类药物大多辛温香燥，易耗气伤阴，故气弱阴虚者慎用。

　　理气类药物中行气力强之品，易伤胎气，孕妇慎用。

○ 橘皮

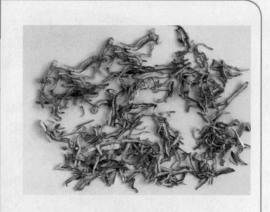

【药用】

云香科小乔木橘及其栽培变种的成熟果皮。

【性味与归经】

辛、苦，温。归脾、肺经。

【功效】

行气除胀满，燥湿化痰，健脾和中。

橘皮味辛苦而性温，气芳香而入肺脾。辛散行气滞，是乃肺气壅滞、脾胃气滞的要药；苦温而燥湿，故而湿阻中焦、痰多咳嗽，卓有奇功；且能和中以治呃逆，并能健脾等。

橘皮在临床上应用甚为广泛，《纲目》称其"同补药则补，同泻药则泻，同升药则升，同降药则降"，然而所治病症无非肺脾两经，而其效用则兼理气燥湿、化痰健脾也。

◎ 临床应用

1. 用于胸腹胀满等症。

橘皮辛散通温，气味芳香，长于理气，能入脾肺，故既能行散肺气壅遏，又能行气宽中，用于肺气拥滞、胸膈痞满及脾胃气滞、脘腹胀满等症。常与木香、枳壳等配伍应用。

2. 用于湿阻中焦、脘腹痞胀、便溏泄泻，以及痰多咳嗽等症。

橘皮苦温燥湿而能健脾行气，故常用于湿阻中焦、脘腹胀闷、便溏苔腻等症，可配伍苍术、厚朴同用。又善于燥湿化痰，为治湿痰壅肺、痰多咳嗽的常用要药，每与半夏、茯苓同用。

3. 用于脾虚饮食减少、消化不良，以及恶心呕吐等症。

本品燥湿而能健脾开胃，适用于脾胃虚弱、饮食减少、消化不良、大便泄泻等症，常与人参、白术、茯苓等配合应用。因其既能健脾，又能理气，故往往用作补气药之佐使，可使补而不滞，有防止壅遏作胀作用。

此外，橘皮又能和中，可治胃失和降、恶心呕吐，若胃寒呕吐，可与生姜同用；胃热呕吐，又可配伍竹茹、黄连等药同用。

◎ 处方用名

橘皮、陈皮、广陈皮、新会皮（洗净，晒干，切碎用）、炒橘皮（麸皮拌炒）。

◎ 用法用量

内服：煎汤，3～9克；或入丸、散。

◎ 名方良方

治痰膈气胀：陈皮9克，水煎热服。本方出自《简便单方》。

治大便秘结：陈皮（不去白，酒浸）煮至软，焙干为末。每次取6克，以温酒调服。本方出自《普济方》。

治胸痹，胸中气塞短气：橘皮12克，枳实2.5克，生姜6克。上药加水500毫升，煮取200毫升，分2次温服。本方名为橘皮枳实生姜汤，出自《金匮要略》。

◎ 药典论述

《本草纲目》："其治百病，总是取其理气燥湿之功，同补药则补，同泻药则泻，同升药则升，同降药则降。脾乃元气知母，肺乃摄气之要，故橘皮为二经气分之要，但随所配而补泻升降也。"

《日用本草》："能散能泻，能温能补，能消膈气，化痰涎，和脾止嗽，通五淋。"

◎ 养生药膳

⊙ 橘皮粳米粥

配　方：橘皮15克，粳米100克，冰糖30克。

制　作：橘皮洗净，切块置锅中加水适量，大火烧开再用文火煮半小时，滤去药渣留汁备用，把粳米洗净放入锅中加药汁水适量烧开，再用文火把粥煮熟，放冰糖搅匀即可。

功　效：调中开胃，补中益气。

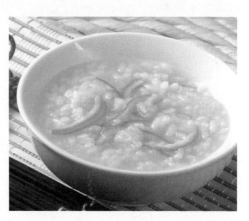

○ 枳实

【药用】

芸香科植物枸橘、香圆或酸橙的幼果。

【性味与归经】

苦，微寒。归脾、胃、大肠经。

【功效】

行气除胀满，化痰开痹，消积导滞。

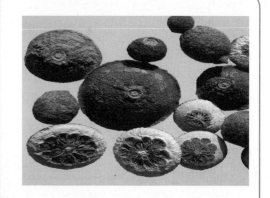

枳实苦而微寒，入脾、胃、大肠经，苦泄力大，行气力强，故为破气之药，性沉降而下行，功能理气除痞，以除胸腹痞满，兼能化痰以开痹，消积以导滞，实乃破气结之峻剂，治痞满、导积滞之要药。又具升高血压之能，治阴挺脱肛之用。

枳实与枳壳皆为果实，因老幼不同而区分。两者功效略同，但枳实力强，枳壳力缓。破气除痞，消积导滞多用枳实；理气宽中，消胀除满多用枳壳。

厚朴与枳实行气导滞常配合应用，但厚朴苦辛性温，行气力缓，长于燥湿散满，且能下气平喘；枳实味苦性寒，破气力强，长于化痰除痞，且有消积导滞作用。

◎ 临床应用

1. 用于胸腹胀满。

枳实理气行气作用较强，故一般认为本品有破气作用，功用行气滞、除胀满，用于胸腹胀满，常与木香、橘皮等同用。此外，对食积不化、脘腹胀满者，可配山楂、神曲等同用；脾虚而见脘腹胀满闷塞者，常配合白术同用；对病后劳复、身热、心下痞闷者，可配栀子、豆豉等同用；寒凝气滞而见胃痛者，可配合橘皮、生姜同用。

2. 用于胸痹结胸，以及痰多咳嗽，风痰眩晕等症。

本品既能理气，又能化痰，对痰湿遏阻胸阳、胸阳不振、胸痹疼痛，可配瓜蒌、薤白、桂枝等品同用；用治痰热互结、胸痞按之疼痛，可配黄连、瓜蒌等同用；对于痰多咳嗽、风痰眩晕等可配陈皮、半夏、天麻等同用。

3. 用于食积停滞、便秘腹痛及泻痢不畅、里急后重等症。

枳实苦降下行，功能消积导滞，治便秘腹痛，常配合大黄、厚朴等同用；治泻痢后重，常配合木香、槟榔等同用。

此外，本品还可用于胃下垂、脱肛、子宫脱垂等症，宜与补气生阳之品同用；近年来发现本品又有升压作用，可用于休克。

◎ 处方用名

枳实、江枳实、生枳实（生用作用较猛）、炒枳实（麸皮炒至为焦为度）

枳实炭（清炒至外成焦黑色）。

◎ 用法用量

内服：水煎，3 ~ 10 克；或入丸、散。

外用：适量，研末调涂；或炒热熨。

◎ 名方良方

治痞，消食，强胃：白术60克，枳实（麸炒黄色，去瓤）30克。上同为极细末，荷叶裹炒，饭为丸，如梧桐子大。每服50丸，用白汤下，不拘时。本方名为枳术丸，出自《内外伤辨》。

治大便不通：枳实、皂荚等份。为末，饭丸，米饮下。本方出自《世医得效方》。

治风疹：枳实以醋渍令湿，火炙令热，适寒温用熨上。本方出自《延年方》。

◎ 药典论述

《本草衍义》："枳实、枳壳，一物也。小则其性酷而速，大则其性和而缓也。"

《本草纲目》："枳乃木名，实乃其子，故曰枳实。后人因小者性速，又呼老者为枳壳。生则皮厚而实，熟则壳薄而虚，正如青橘皮、陈橘皮之意，宋人复出枳壳一条，非矣。寇氏以为破结实而名，亦未必然。"

◎ 养生药膳

⊙ 枳实烧肚片

配　方：枳实20克，熟猪肚200克，冬菇、冬笋各30克。

制　作：枳实加清水、鸡汤、熟猪肚、

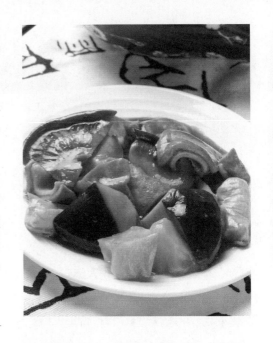

冬菇冬笋块、炸蒜仔、葱油、老抽、盐、清汤烧至汤浓黏稠即可。

功　效：健脾益气。

○ 木香

【药用】

菊科本草植物木香的根。

【性味与归经】

辛、苦，温。归脾、胃、大肠、胆经。

【功效】

行气止痛。

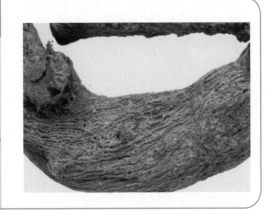

木香，苦辛性温，芳香浓郁，行气力佳，能宣三焦之气滞，解寒凝之诸痛，然以舒理胃肠之气分阻滞为主，具有消胀除痛之卓功。唯行气宜生用，炒用则走散之性虽有丧失，却有实大肠之效用，常用于泻痢腹痛之症。

木香，古代文献又称之为青木香，与目前习以马兜铃根为青木香，品种不同功用有异，应予注意。

◎ 临床应用

用于胸腹胀痛，胁肋疼痛及泻痢腹痛等症。

木香辛温通散，善于行气而止痛，为行散胸腹气滞常用要药，每可与枳壳、川楝子、延胡索同用；对于胸腹胀痛，可与柴胡、郁金等品同用。又能入大肠，治疗气滞大肠，泻痢腹痛，里急后重等症候，可与槟榔、枳实、大黄等同用；对湿热泻痢、腹痛常与黄连配伍同用。

此外，木香常用于补益剂中，以舒畅气机，使补益药补而不滞。

◎ 处方用名

木香、广木香(生用行气止痛)、煨木香、炙木香、炒木香 (麸皮拌炒用以止泻)。

◎ 用法用量

内服：煎汤，3 ~ 10 克；或入丸、散。

◎ 名方良方

治寒疝，以及偏坠小肠疝痛：川楝子15 克，小茴香 2.5 克，木香、淡吴茱萸各5 克。水煎服。本方名为导气汤，出自《医方简义》。

治内灼腹痛：木香、乳香、没药各1.5克，水煎服。本方出自《阮氏小儿方》。

◎ 药典论述

《大明本草》："治心腹一切气，膀胱冷痛，呕逆反胃，霍乱，泄泻，痢疾健脾消食，安胎。"

《本草汇言》："《本草》言治气之总药，和胃气、通心气、降肺气、疏肝气、快脾气、暖肾气、消积气、温寒气、顺逆气、达表气通里气，管统一身上下内外诸气，独为其功。"

◎ 养生药膳

⊙ 木香陈皮兔肉

配　方：木香 3 克，陈皮 10 克，兔子肉 500 克。

制　作：木香、陈皮洗净后备用，兔子肉切成块，用盐、味精、料酒腌入味，锅内放适量油下葱姜、兔肉煸炒，放少许水，入陈皮、木香一起把汤收浓，兔肉软烂即可食用。

功　效：行气止痛，温中补气。

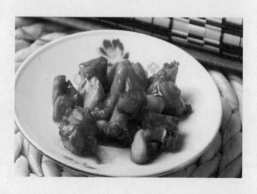

○ 青皮

【药用】

云西科小乔木橘及其栽培变种的幼果。

【性味与归经】

苦、辛，温。归肝、胆、胃经。

【功效】

疏肝破气，消积化滞。

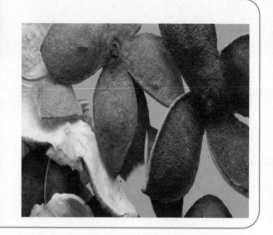

青皮苦辛而温，能入肝胃，沉降下行，其性缓急，疏肝破气，能除痛、乳痈、小腹疝痛；散积化滞，能消食积停滞、脘腹胀痛。

橘皮与青皮，同为一物，因老幼不同而功效有异，橘皮为成熟之果皮，入脾肺二经，性和缓而主升浮，长于理脾肺气滞、燥湿化痰，且能健脾；青皮为未成熟之果实，入肝胃二经，性峻急而沉降，长于疏肝经之气滞，且能消散食积之停滞。若是肝脾同病或肝胃不和者，二药又常配合应用。

◎ 临床应用

1.用于胁肋疼痛，乳房胀痛或结块，疝气疼痛等症。

青皮性味辛苦而温，能入肝胆，行气力强，善于疏肝破气，适用于各种肝气郁结之症，用治胁肋疼痛，常与柴胡、郁金、枳壳同用；乳房胀痛或结块常与柴胡、香附、青橘叶同用；若肝郁化热、发为乳痈，当与瓜蒌、蒲公英、金银花等配伍；对于疝气疼痛，常与乌药、小茴香、木香等配伍同用。

2.用于食积停滞、脘腹胀满。

青皮能消积化滞，所以有可用于食积气滞，常与六曲、麦芽、山楂等健胃消食导滞之品同用。

◎ 处方用名

青皮、小青皮、细青皮、炒青皮、炙青皮（麸炒用）。

◎ 用法用量

内服：煎汤，3～10克；或入丸、散。

◎ 名方良方

治疟疾寒热：青皮（烧存性）30克。研末，发前温酒服3克，临时再服。本方出自《圣惠方》。

治疝气冲筑，小便牵强作痛：青橘皮（醋炒）250 克，葫芦巴 60 克，当归、川芎、小茴香各 30 克（俱酒洗炒）。研为末，每早服 9 克，白汤调下。本方出自《方脉正宗》。

◎ 药典论述

《珍珠囊》："陈皮治高，青皮治低。"

《本草汇言》："破滞气，消坚积之药也。凡病郁怒气逆而两肋刺痛，或疝气冲筑而小腹牵弦，二者乃肝气不和之病也；或温疟痞闷而寒热不清，或下痢痛甚而小腹胀满，或小儿食疳诸积而肚大肢瘦，三者乃脾气不和之病。此剂苦能泄，辛能散，芳香能辟邪消瘴，运行水谷，诚专功也。"

◎ 养生药膳

⊙ 青皮煲乳鸽

配　方：青皮 20 克，乳鸽 1 只，薏米仁 30 克。

制　作：青皮洗净备用，乳鸽宰杀干净去内脏清洗干净，焯水备用，将青皮与乳鸽、薏米仁放入锅中，入姜片调味文火煲制软烂即可。

功　效：疏肝通气，养心补胃，养血安神。

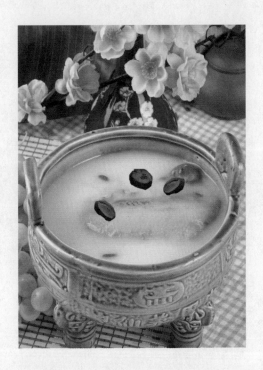

○ 香附

【药用】

莎草科草本植物莎草的根茎。

【性味与归经】

辛、微苦、甘，平。归肝、三焦经。

【功效】

疏肝理气，活血调经。

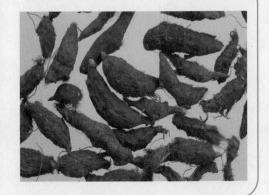

香附辛苦甘平，入肝、三焦经。既能入气分以疏肝理气，为治胸、肋痛、肝胃不和之要药；复能入血分而活血调经，为治月经不调、经行腹痛之上品，故前人誉之为"气病之总司，女科之主帅"。

◎ 临床应用

1. 用于胸、肋疼痛，胸腹胀痛。

乳房胀痛，疝气腹痛等症。香附辛散苦降，甘缓性平，长于疏肝理气，并有止痛作用，对于肝气郁滞所引起的胸胁胀闷疼痛等症，常与柴胡、枳壳、陈皮、木香等同用；治疝气腹痛，可与小茴香、乌药同用；若乳房胀痛，可与柴胡、瓜蒌、青橘叶同用。

2. 用于月经不调，经行腹痛。

香附既能疏肝理气，又能活血调经，故为妇科疾病常用药品，适用于月经不调、经行腹痛以及经前乳房胀痛等症，可与柴胡、当归、陈皮、青皮、白芍等同用。

◎ 处方用名

制香附（用黄酒、醋等同蒸煮后用。疏肝止痛功效较佳）、生香附（洗净，晒干，切碎用）。

◎ 用法用量

内服：煎汤，5～10克；或入丸、散。外用：适量，研末撒，调敷。

◎ 名方良方

治心腹刺痛：乌药（去心）300克，甘草（炒）30克，香附（去皮毛，焙干）600克。上为细末。每服5克，入盐少许，或不着盐，沸汤点服。本方名为小乌沉汤，出自《局方》。

解诸郁：苍术、香附、抚芎、神曲、栀子各等份。为末，水丸如绿豆大。每服100丸。本方名为越鞠丸，出自《丹溪心法》。

◎ 药典论述

《本草纲目》："香附之气平而不寒，香而能窜，期味多辛能散，微苦能降，微甘能和。乃气病之总司，女科之主帅。"

◎ 养生药膳

⊙ 香附丝瓜蘑菇

配　方：香附10克，丝瓜50克，蘑菇60克。

制　作：香附去杂质洗净，丝瓜切成5厘米条，姜切片，葱切段，蘑菇切条备用。

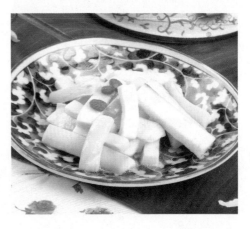

锅烧热下入姜葱爆香，放入蘑菇、丝瓜、香附、盐、味精等调好口，翻炒至熟即可。

功　效：疏肝解郁，祛痰止咳，开胃消食。

○ 佛手

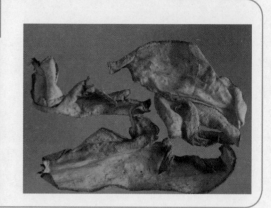

【药用】

云香科小乔木或灌木佛手柑的果实。

【性味与归经】

辛、苦、酸，温。归肺、脾、胃、肝经。

【功效】

疏肝理气，化痰宽胸。

佛手，辛、苦、酸、温，气味清香，功能疏肝，且行肺胃气滞，又能化痰。虽疏肝之力逊于青皮，化痰之功弱于陈皮，然一物而兼理肺脾肝三经之气滞，平和而无燥烈之弊，是其所长焉。

◎ 临床应用

1. 用于胸肋疼痛，胸腹胀痛等症。

本品气味清香，药性平和，虽属辛苦而温之品，却无燥烈之弊，能入肺、肝、脾、胃四经，对诸气滞均可应用，用治肺气郁滞胸闷及脾胃气滞，可配木香、枳壳等同用；用治肝气郁结痛及肝气犯胃之症，可配青皮、川楝子等同用。

2. 用于痰多咳嗽。

本品化痰止咳之力较弱，而兼理气宽胸之功，故对咳嗽日久痰多，而见胸膺闷痛者甚为适宜，可配橘络、丝瓜络、枇杷叶等同用。

◎ 处方用名

佛手、陈佛手、佛手片、佛手柑（晒干，切片用）。

◎ 用法用量

内服：煎汤，3～10克；或泡茶饮。

◎ 名方良方

治痰气咳嗽：陈佛手6～9克，水煎服。本方出自《闽南民间草药》。

治腹鼓胀发肿：佛手（去瓤）200克，人中白150克。共为末，空腹温开水送下。本方出自《岭南采药录》。

治妇女白带：佛手15～30克，猪小

肠 100 克。水煎服。本方出自《闽南民间草药》。

◎ 药典论述

《本草纲目》:"煮酒饮,治痰气咳嗽。煎汤,治心下气痛。"

《本草从新》:"理上焦之气而止呕,进中州之食而健脾。"

◎ 养生药膳

⊙ 佛手郁金粥

配　方:佛手 20 克,郁金 6 克,青皮 8 克,大米 250 克。

制　作:1. 将三味药洗净煎取浓汁备用。

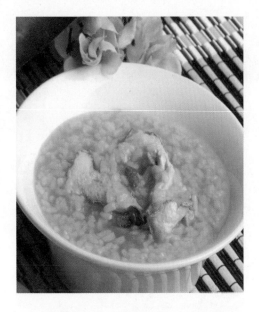

2. 将大米洗净加开水同药汁煮至黏稠,米粒软烂即可。

功　效:舒肝理气,和胃化痰。

○ 香橼

【药用】

云香科小乔木香橼或香圆的成熟果实。

【性味与归经】

辛、苦、酸,温。归肝、脾、肺经。

【功效】

疏肝理气,化痰。

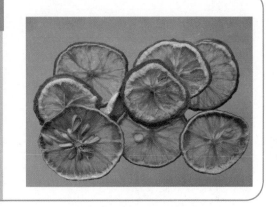

◎ 临床应用

1. 用于胸肋疼痛,胸腹疼痛等症。

本品性味辛苦酸温,而气清香,既能疏肝理气,又能和胃宽中、行气止痛,功效类似佛手,对于胸腹胀痛、胸肋疼痛等症,

可与香附、郁金、瓜蒌等药配伍应用。

2. 用于痰多咳嗽。

香橼皮性味苦温,又能燥湿化痰,功效类似陈皮,故可用于痰湿壅滞或兼有气滞咳痰之证,常与半夏、茯苓等配伍。

◎ 处方用名

香橼、香圆、陈香橼、香橼皮、炒香橼、炙香橼（麸皮拌炒）。

◎ 用法用量

内服：煎汤，3～6克；或入丸、散。

◎ 名方良方

治鼓胀：陈香橼（连瓤）1枚，大核桃肉（连皮）2枚，缩砂仁（去膜）6克。上药各煅存性为散，砂糖拌调。空心顿服。本方出自《本经逢原》。

治气逆不进饮食或呕哕：陈香橼2个，真川贝（去心）120克，当归（炒黑）45克，白通草（烘燥）30克，陈西瓜皮30克，甜桔梗9克。上药共研细末，用白檀香劈碎煎浓汁泛为丸，如梧桐子大，每服9克，开水送下。本方名为香橼丸，出自《梅氏验方新编》。

◎ 药典论述

《本草拾遗》："去气，除心头痰水。"

《医林纂要》："治胃脘痛，宽中顾气，开郁。"

◎ 养生药膳

⊙ 香橼郁金饮

配　方：香橼10克，郁金10克，香附10克，蜂蜜10克。

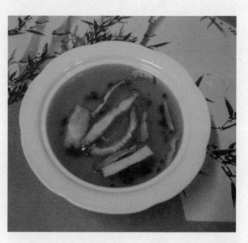

制　作：1.将香橼、郁金香、香附洗净备用。

2.香橼、郁金香、香附放入锅中熬制20分钟，取汁备用，将蜂蜜倒入搅匀即可。

功　效：理气降逆，宽胸化痰。

◎ 玫瑰花

【药用】

蔷薇科灌木植物玫瑰的花蕾。

【性味与归经】

甘、微苦，温。归肝、脾经。

【功效】

疏肝理气，和血散瘀。

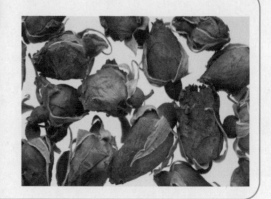

◎ 临床应用

1. 用于胸肋疼痛，胸腹胀痛及乳房胀痛等症。

本品气味清香，善能疏肝理气而解郁，主要适用于肝气郁结、胸闷胁痛及肝胃不和、脘腹胀痛、嗳气则舒等症，可配合白残花、佛手片等药同用；对于经前乳房胀痛，可配青皮、橘叶、川楝子等同用。

2. 用于月经不调，跌仆伤痛等症。

本品又入血分，具有和血散瘀作用，治疗月经不调，以及损伤瘀血等症，可配合当归、川芎、泽兰叶等药同用。

◎ 处方用名

玫瑰花（晒干用）。

◎ 用法用量

内服：温饮 30 ~ 60 克。

◎ 名方良方

治肝风头痛：玫瑰花 4 ~ 5 朵，蚕豆花 9 ~ 12 克。上味经开水冲泡。代茶频饮。

本方出自《泉州本草》。

治肝胃气痛：玫瑰花阴干，冲汤代茶服。本方出自《纲目拾遗》。

治肺病咳嗽吐血：鲜玫瑰花捣汁，炖冰糖服。本方出自《泉州本草》。

◎ 药典论述

《食物本草》："主利肺脾，益肝胆，辟邪恶之气，食之芳香甘美，令人神爽。"

《纲目拾遗》："和血，行血，理气。治风痹。"

◎ 养生药膳

玫瑰枸杞鱼片汤

配　方：玫瑰花 50 克，枸杞 25 克，鱼片 200 克。

制　作：玫瑰花取瓣洗净切成丝，鱼片码味上浆备用，砂锅中加浓汤，加盐、胡椒粉，放入枸杞调好口烧开，入腌制好的鱼片煮熟，撒上玫瑰花丝即可。

功　效：理气解郁，活血祛瘀，补气血，益脾胃。

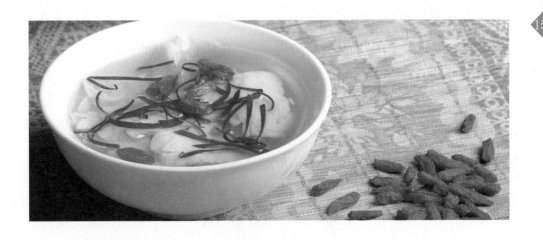

○ 丁香

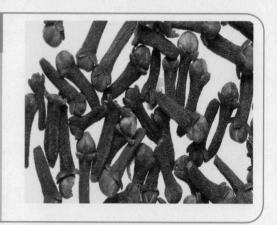

【药用】

桃金娘科乔木丁香的花蕾或果实。

【性味与归经】

辛，温。归肺、胃、脾、肾经。

【功效】

降气止呃，温中散寒止痛，温肾助阳。

丁香性味辛温，气味芳香，温中焦而降胃气，善治呃逆、呕吐；暖下焦而助肾阳，可治阳痿宫冷之症。

丁香虽能温中降逆，能治脾胃不和之症，然有特殊香气，有些病人服后有不适的反应，故当视人而投治。

◎ 临床应用

1. 用于呃逆、呕吐等症。

丁香温中散寒，善于降逆，故为治胃寒呃逆、呕吐的要药。治呃逆，常与降气止呃的柿蒂配伍；治呕吐，可与降逆止呕的半夏同用。

2. 用于脘腹疼痛。

丁香温中散寒，又能止痛，可用治脘腹疼痛，可与肉桂等同用。

3. 用于肾阳不足、阳痿、脚弱及寒湿带下等症。

丁香又能温肾助阳，以治肾虚阳痿、寒湿带下等症，可与附子、肉桂、小茴香、巴戟天、肉苁蓉等同用。

此外，丁香外用有温通散寒、消肿止痛的作用，可用于阴疽、跌打损伤等症，常与肉桂等份，研末同用。

◎ 处方用名

丁香、公丁香（生用，花蕾）、母丁香、鸡舌香（生用，果实）。

◎ 用法用量

内服，煎汤，1～3克；或入丸、散。外用：研末调敷。

◎ 名方良方

治小儿吐逆：丁香、半夏（生用）各50克。二药共研为细末，以姜汁和丸，如绿豆大。服用时，以姜汤送服，每次20丸。本方出自《是斋百一选方》。

152

治久心痛不止：丁香15克，桂心30克。二药捣细，罗为散备用。饭前以热酒调服3克。本方出自《圣惠方》。

◎ 药典论述

《本草纲目》："治虚哕，小儿吐泻，痘疮胃虚灰白不发。"

《药性论》："治冷气腹痛。"

◎ 养生药膳

⊙ 丁香笋菇鸡

配　方：三黄鸡1只，丁香8克，胡椒粉5克，笋片15克，香菇25克。

制　作：1.丁香洗净，笋、香菇切片，三黄鸡剁块。

2.将笋、香菇、鸡块放入沸水备用。

3.配方中加葱姜、黄酒、盐、糖，将笋、香菇、鸡块放入砂锅中加水适量，大火烧开后去沸末，改小火炖45分钟左右。加味精调味即可。

功　效：温中降逆，祛寒止痛。适于脾胃虚寒，寒凝气滞胃痛，寒浊上逆之呕吐，清涎等症。

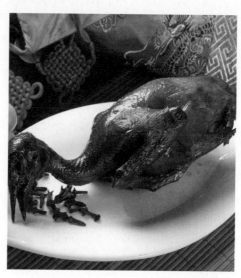

○ 刀豆

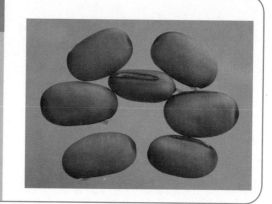

【药用】

豆科藤本植物刀豆的成熟种子。

【性味与归经】

甘、温。入脾、胃经。

【功效】

降气止呃。

刀豆具有温中下气、止呕逆、益肾的功效，可以有效治疗病后及虚寒性呃逆、呕吐、腹胀以及肾虚所致的腰痛等病症。此外，虚寒呃逆及胃寒呕吐，宜与生姜同食；肾虚腰痛的人宜与猪腰子一同食用，效果显著。

◎ 临床应用

种子：温中，下气，止呃，补肾。用于虚寒呃逆，呕吐，肾虚，腰痛，胃痛。

果壳：通经活血，止泻。用于腰痛，久痢，闭经。

根：散瘀止痛。用于跌打损伤，腰痛。

◎ 处方用名

刀豆、刀豆子（晒干，切开用）。

◎ 用法用量

内服：煎汤，9～15克；或烧存性研末。

◎ 名方良方

治气滞呃逆，膈闷不舒：刀豆适量，取老而绽者，研末后以开水冲服，每次6～9克。本方名为刀豆散，出自《医级》。

治小儿疝气：刀豆子研粉，以开水冲服，每次4.5克。本方出自《湖南药物志》。

◎ 药典论述

《本草纲目》："刀豆，《本草》失载，惟近时小书载其暖而补元阳也。又有人病后呃逆不止，声闻邻家，或令取刀豆子烧存性，白汤调服二钱，即止。此亦取其下气归元而逆自止也。……温中下气,利肠胃，止呃逆，益肾补元。"

《中药材手册》："补肾，散寒，下气，利肠胃，止呕吐。治肾气虚损，肠胃不和，呕逆，腹胀，吐泻。

◎ 养生药膳

⊙ 刀豆云吞

配　方：刀豆30克，馄饨150克，鸡汤500克。

制　作：刀豆清水浸泡，加鸡汤煮至熟软，放入馄饨煮熟，滴入香油即可。

功　效：补脾益胃。

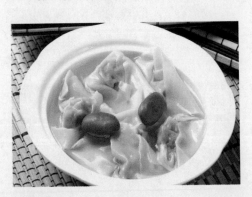

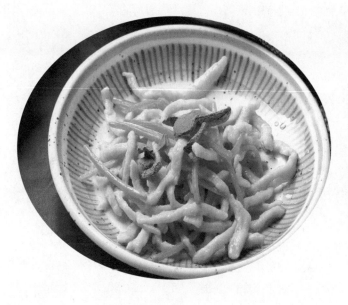

第九章 活血祛瘀药

　　凡功能通利血脉、促进血行、消散瘀血的药物，称为活血祛瘀药。其中活血祛瘀作用较强者，又称破血药或逐瘀药。

　　血液为人体重要物质之一，但必须通行流畅以濡养周身，如有阻滞瘀积则往往发生疼痛、肿块等病症，活血祛瘀药功能行血散瘀，解除由于瘀血阻滞所引起的各种病症，故临床应用甚为重要。

　　活血祛瘀药主要适用于瘀血阻滞引起的胸胁疼痛、风湿痹痛、症瘕结块、疮疡肿痛、跌扑伤痛，以及月经不调、经闭、痛经、产后瘀滞腹痛等病症。

　　活血祛瘀药味多辛、苦、咸，性寒、温、平不一，主要归肝、心二经。

　　月经过多、孕妇对于活血祛瘀药应忌用或慎用。

○ 川芎

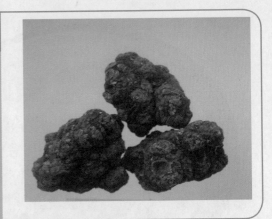

【药用】

伞形科草本植物川芎的根茎。

【性味与归经】

辛，温。归肝、胆、心包经。

【功效】

活血祛瘀，祛风止痛。

川芎原名芎藭。辛温香燥，走而不守，既能行散，上行可达巅顶；又入血分，下行可达血海。活血祛瘀作用广泛，适宜瘀血阻滞各种病症；祛风止痛，效用甚佳，可治头风头痛、风湿痹痛等症。

昔人谓川芎为血中之气药，殆言其寓辛散、解郁、通达、止痛诸功欤？此说可供参考。

本品辛温升散，凡阴虚阳亢及肝阳上亢者不宜应用；月经过多、孕妇亦忌用。

◎ 临床应用

1. 用于胸胁疼痛，风湿痹痛，症瘕结块，疮疡肿痛，跌扑伤痛，月经不调，经闭痛经，产后瘀痛等病症。

川芎辛散温通，功能活血祛瘀，作用广泛，适用于各种瘀血阻滞之病症，尤为妇科调经要药。治月经不调、经闭、痛经，常配当归等药同用；治胸胁疼痛，可配柴胡、香附等同用；治风湿痹痛，可配羌活、独活等同用；治症瘕结块，可配三棱、莪术等同用；治疮疡肿痛、跌打损伤，可配乳香、没药等同用。

2. 用于感冒头痛，偏正头痛等症。

川芎辛香善升，能上行头目巅顶，具有祛风止痛作用，为治头风头痛要药，可配细辛、白芷等同用，亦可根据头痛属于何经进行适当配伍。对于感受风邪引起的头痛，也可与荆芥、防风、羌活等同用治风寒感冒头痛；与菊花、僵蚕等配伍，治风热头痛。

此外，近年来临床常用本品治疗冠心病心绞痛。

◎ 处方用名

川芎、抚芎（洗净，晒干，切碎用）、

炙川芎（清炒至微焦）。

◎ 用法用量

内服：煎汤，3 ~ 10 克；研末，每次
1 ~ 1.5 克；或入丸、散。外用：适量，
研末撒；或煎汤漱口。

◎ 名方良方

疗风热头痛：川芎 5 克，茶叶 10 克。
上药加水 200 毫升，煎至 100 毫升，饭前
热服。本方出自《简便单方》。

治偏头疼：川芎细锉，酒浸服之。本
方出自《斗门方》。

治疗产后血晕：当归 50 克，川芎 25 克，
荆芥穗（炒黑）10 克。水煎服。本方出自
《奇方类编》。

◎ 药典论述

《本草纲目》："燥湿，止泻痢，行
气开郁。"

《药性论》："治腰脚软弱，半身不遂，

主胞衣不出，治腹内冷痛。"

◎ 养生药膳

⊙ 川芎白芷烧羊腩

配　方：川芎 10 克，白芷 5 克，羊
腩 400 克，红萝卜 50 克。

制　作：川芎、白芷洗净蒸制取药汁，
羊腩飞水，萝卜切成菱形块，锅中加 500
毫升的水，加入药汁一起炖制羊腩软烂，
起锅即可食用。

功　效：活血祛瘀，祛风除湿，通络
止痛。

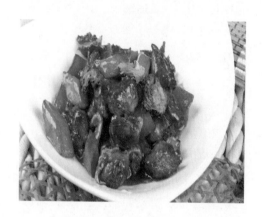

○ 丹参

【药用】

唇形科草本植物丹参的根及根茎。

【性味与归经】

苦，微寒。归心、心包、肝经。

【功效】

活血祛瘀，凉血清心，养血安神。

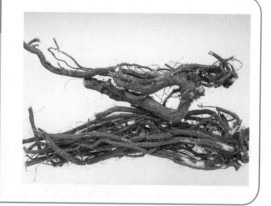

丹参味苦性微寒，入心兼归肝，专入血分，清而兼补。活血祛瘀作用广泛，能治瘀血阻滞各种病症；入营凉血，疗效显著，能治热病斑疹、热毒疮疡。至于安神之功，配清心之品，用于热入心包；配补益之品，则主失眠心悸。近时临床用于心绞痛、脉管炎及肝脾肿大诸症，颇受赞誉。惟月经过多及孕妇当所忌用。

◎ 临床应用

1. 用于胸肋胁痛，风湿痹痛，症瘕结块，疮疡肿痛，跌仆伤痛，月经不调，经闭痛经，产后瘀痛等病症。

丹参活血祛瘀作用亦非常广泛，尤以治疗胸肋疼痛、症瘕结块，以及月经不调、经闭经痛具有良效，常与川芎配伍应用。惟药性寒凉，用于血热瘀肿病症尤为适宜。在治疗胸腹疼痛属于气滞血瘀方面，往往配合砂仁、檀香等药同用。

2. 用于温病热入营血、身发斑疹、神昏烦躁等症。

丹参性寒，入血分而能凉血，入心经而能清心，故可用治热入营血、身发斑疹，以及神昏烦躁等症，常与鲜地黄、犀角、玄参等药同用。

3. 用于心悸怔忡、失眠等症。

丹参还有养血安神的作用，用于心悸失眠，常与酸枣仁、柏子仁等药配合同用。

此外，近年来临床常用本品治疗冠心病、心肌梗死、肝脾大、子宫外孕等病症。

◎ 处方用名

丹参、紫丹参（洗净，晒干，切碎用）、炒丹参（清炒至微焦）、猪心血拌丹参（用猪心血，黄酒拌后干燥，增强养血安神作用）。

◎ 用法用量

内服：煎汤，5～15克，大剂量可用至30克。

◎ 名方良方

治落胎身下有血：丹参360克，加酒1000毫升，煮取600毫升。温服200毫升，每日3次。本方出自《千金要方》。

治心腹诸痛属半虚半实者：丹参30克，檀香、砂仁各7.5克。水煎服。本方名为丹参饮，出自《肘方歌括》。

◎ 药典论述

《本草纲目》："活血，通心包络。治疝痛。"

《本经》："主心腹邪气，肠鸣幽幽如走水，寒热积聚；破癥除瘕，止烦满，益气。"

◎ 养生药膳

⊙ 丹参麦门冬炖鹿筋

配　方：丹参、麦门冬各10克，鹿筋500克。

制　作：将丹参、麦门冬浸透，鹿筋发透切3～4厘米的段。锅内放葱姜爆香，放入鹿筋、丹参、麦门冬、料酒、葱姜、盐及800毫升水，武火烧沸再改文火炖软烂即可食用。

功　效：活血益气。

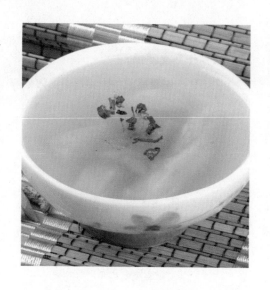

○ 桃仁

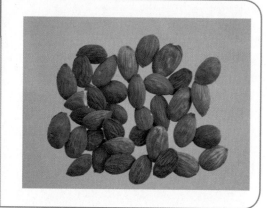

【药用】

蔷薇科小乔木桃或山桃的成熟种子。

【性味与归经】

苦、甘，平。归心、肝、大肠经。

【功效】

活血祛瘀，润肠通便。

桃仁味苦甘而性平，能入心、肝、大肠，活血祛瘀作用甚广，可用治瘀血阻滞各种痹症。在治疗方面，善于治疗内痈，如肺痈；肠痈，每持为要药，是其具特有之性能。脂多质润，具润肠通便之功，唯晚近临床专以润肠通便则较少用。月经过多及孕妇忌用。

◎ 临床应用

1. 用于症瘕结块，肺痈肠痈，跌仆伤痛，经闭痛经，产后瘀痛等症。

本品活血祛瘀作用亦较广泛，对上述瘀血阻滞病症，甚为常用。治肺痈可配芦根、薏苡仁同用；治肠痈，可配大黄、丹皮同用；治症瘕结块，可配大黄、蟅虫等同用；治跌仆伤痛，可配柴胡、穿山甲同用；治经闭痛经，可配红花、当归等同用；治产后瘀痛，可配当归、炮姜等同用。

2. 用于肠燥便秘。

桃仁有润燥滑肠的作用，用于大便秘结，可配火麻仁、柏子仁、当归、杏仁等。

◎ 处方用名

桃仁、桃仁泥、老桃仁、单桃仁（去种皮，打碎用）、桃仁霜（去油制霜用）。

◎ 用法用量

内服：煎汤，4.5～9克；或入丸、散。外用：捣敷。

◎ 名方良方

治产后腹痛，干血着脐下，亦主经水不利：大黄9克，桃仁20枚，蟅虫（熬，去足）20枚。上药三味为末，炼蜜和为4丸。以酒200毫升，煎1丸，取160毫升，顿服之。本方名为下瘀血汤，出自《金匮要略》。

治崩中漏下，赤白不止，气虚竭：桃核适量，烧为末，以酒送服2克，每日3次。本方出自《千金方》。

◎ 药典论述

《本草纲目》："主血滞风痹，骨蒸，肝疟寒热，产后血病。"

《本经》："主瘀血，血闭癥瘕，邪气，杀小虫。"

◎ 养生药膳

⊙ 桃仁山楂粥

配　方：桃仁10克，山楂15克，粳米100克。

制　作：桃仁浸泡去皮尖，山楂洗净去核，粳米洗净。桃仁、山楂放入锅中煮开，放入粳米，先用武火熬煮5分钟，改文火将粥煮熟即可。

功　效：润肠通便，消食散瘀血。

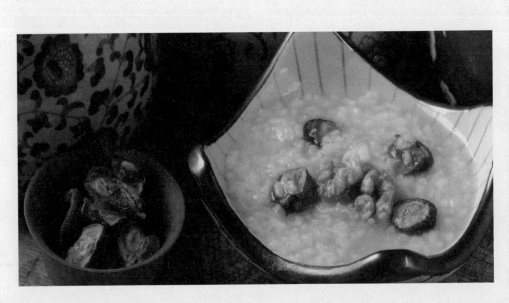

图解药物养生大全

〇 红花

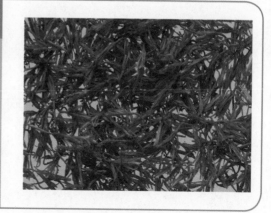

【药用】

菊科本草植物红花的筒状花序。

【性味与归经】

辛、温。归肝、心经。

【功效】

活血祛瘀。

◎ 临床应用

1. 用于症瘕结块，疮痈肿痛，跌仆伤痛，风湿痹痛，月经不调，经闭腹痛，产后瘀痛等症。

红花辛散温通，少用活血，多用祛瘀，为治瘀血阻滞之要药，尤为妇女调经常用之品。在配伍方面，本品每与桃仁相须为用，活血则加当归、川芎、芍药等；祛瘀则加用三棱、莪朮、大黄、蟅虫等。

2. 用于斑疹色暗。

本品又可用于麻疹出而复收，或热郁血滞、斑疹色不活红，取其活血祛瘀以化滞，可与当归、紫草、大青叶等活血凉血、泄热解毒之品配伍。

此外，近年来用本品治疗冠心病心绞痛，常与丹参、川芎、赤芍等同用；用于血栓闭塞性脉管炎，与当归、桃仁、赤芍、乳香等同用。

◎ 处方用名

红花、杜红花（晒干用）。

◎ 用法用量

内服：煎汤，3～10克。养血和血宜少用；活血祛瘀宜多用。

◎ 名方良方

治热病胎死：红花酒煮汁，饮400～600毫升。本方出自《妇人良方补遗》。

治一切肿：红花，熟揉捣取汁，服之。本方出自《外台秘要》。

◎ 药典论述

《本草纲目》："活血，润燥，止痛，散肿，通经。"

《唐本草》："治口噤不语，血结，产后诸疾。"

◎ 养生药膳

⊙ 红花拌三丝

配　方：红花6克，黄瓜150克，鲜芦笋80克，鲜莴笋80克。

制　作：1.红花洗净，放入碗中，加少量水，上笼蒸10分钟，待用。

2.黄瓜洗净切丝，芦笋洗净，用飞水焯熟并切丝，莴笋去皮洗净切丝,葱姜切丝。

3.将黄瓜、芦笋、莴笋、葱、姜、红花、酱油、醋、盐、香油拌匀即可。

功　效：清热解毒，通便。

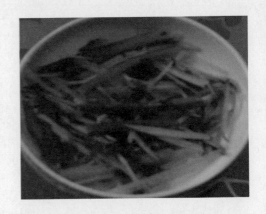

◯ 泽兰

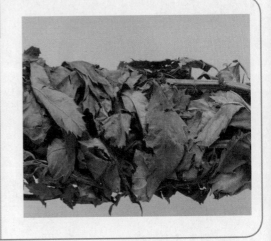

【药用】

唇形科草本植物毛叶地瓜儿苗的地上部分。

【性味与归经】

苦、辛，微温。归肝、脾经。

【功效】

活血祛瘀，利水消肿。

◎ 临床应用

1.用于症瘕结块，疮疡肿痛，跌仆伤痛，月经不调，经闭痛经，产后瘀滞腹痛等症。

泽兰辛散温通，功能活血祛瘀，行而不峻，为妇科调经要药，常与当归、丹参、芍药等同用。又能消散瘀滞，用治伤痛，还能散痛消肿，配合当归、川芎、桃仁、红花等治跌仆损伤；配当归、银花、生甘草等治疮痈肿块未消。

2.用于产后小便不利、身面浮肿。

泽兰既能活血祛瘀，又有利水消肿作用，故可用于产后小便淋漓、身面浮肿等症；因其利水之力较缓，单用力薄，故常须配伍防己等利水消肿药同用。

◎ 处方用名

泽兰（洗净，晒干，切碎用）。

◎ 用法用量

内服：煎汤，6～12克或入丸、散。

外用：适量，鲜品捣敷；或煎水熏洗。

◎ 名方良方

治产后水肿，血虚浮肿：泽兰、防己等份，为末。每服 6 克，酸汤下。本方出自《随身备急方》。

治产后阴翻，产后阴户燥热，遂成翻花：泽兰 120 克，煎汤熏洗 2 次，再入枯矾煎洗之。本方出自《濒湖集简方》。

◎ 药典论述

《本经》："主乳妇内衄，中风余疾，大腹水肿，身面四肢浮肿，骨节中水，金疮，痈肿疮脓。"

《别录》："产后、金疮内塞。"

◎ 养生药膳

⊙ 泽兰苦瓜炒百合

配　方：泽兰 12 克，苦瓜 25 克，鲜百合 50 克。

制　作：苦瓜去皮切菱形块，泽兰煎取浓汁，苦瓜、百合飞水煮熟，锅中留底油烧热煸香葱姜，下入苦瓜、百合、盐、味精炒匀勾芡即可。

功　效：活血安神。

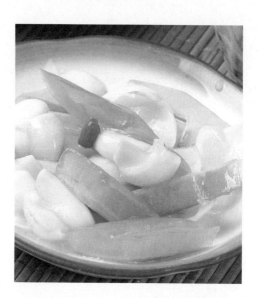

○ 姜黄

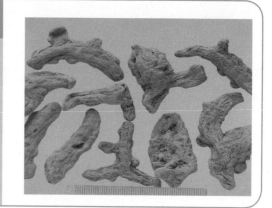

【药用】

姜科草本植物姜黄的根茎。

【性味与归经】

苦、辛，温。归脾、肝经。

【功效】

活血行气止痛，祛风湿利痹。

姜黄又名郁金、宝鼎香、毫命、黄姜等。主治胸腹胀痛，肩臂痹痛，心痛难忍，产后腹痛，疮癣初发，月经不调，闭经，跌打损伤等。

◎ 临床应用

1. 用于胸胁疼痛，经闭腹痛等症。

本品辛散苦泄、温通，有活血行气止痛的功效，故可用治血瘀气滞所致的胸胁疼痛及经闭腹痛等症，常与当归、白芍、红花、延胡索等配合应用。

2. 用于风湿臂痛等症。

姜黄辛散温通，能祛除风湿，擅于治疗风湿臂痛，在临床上常与羌活、白术、当归等同用。

此外，本品又可用于痈疡疮疖，可与大黄、天南星、白芷、天花粉等药配合，研末外敷。

◎ 处方用名

姜黄、片姜黄（洗净，晒干，切片用）。

◎ 用法用量

内服：煎汤，3～10克；或入丸、散。外用：适量，研末调敷。

◎ 名方良方

治经水先期而至，血涩少，其色赤者：当归、延胡索、熟地黄、姜黄、黄芩、赤芍、川芎、丹皮、香附（制）各等份。水煎服。本方名为姜芩四物汤，出自《医宗金鉴》。

治产后腹痛：姜黄2份，没药1份。上为末，以水及童子小便各200毫升，入药煎至150毫升，分作3服，通口服。约人行五七里，再进1服。本方名为姜黄散，出自《普济方》。

治诸疮癣初生时痛痒：姜黄敷之。本方出自《千金方》。

◎ 药典论述

《唐本草》："主心腹结积，痎忤，下气，破血，除风热，消痈肿。功力烈于郁金。"

《本草纲目》："治风痹臂痛。"

◎ 养生药膳

⊙ 姜黄炒鸡丝

配　方：姜黄9克，鸡胸肉200克，胡萝卜丝50克。

制　作：鸡肉切丝码味上浆滑油至熟，姜黄煎取浓汁调盐、味精、芡粉备用，锅中留底油煸香葱姜下鸡丝、胡萝卜丝，烹料酒，放入芡汁炒匀即可。

功　效：补气宽中。

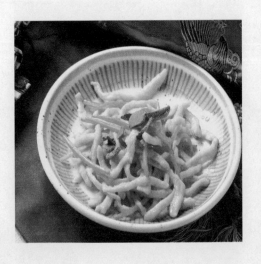

益母草

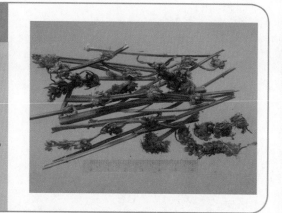

【药用】

唇形科草本植物益母草的地上部分。

【性味与归经】

辛、微苦，微寒。归心、肝、膀胱经。

【功效】

活血调经，利水消肿，凉血消疹。

益母草原名茺蔚，因擅长于活血调经，能治各种妇女血瘀之症，为妇科常用要药，尤善于治产后恶露不尽、瘀滞腹痛，有祛瘀生新之效，故有益母之号。兼能利水消肿、凉血消疹，均可单味独用；唯用于肾炎水肿，用量需大。

◎ 临床应用

1. 用于月经不调，痛经，产后恶露不尽，瘀滞腹痛等症。

益母草辛开苦泄，功能活血调经，祛瘀生新，为妇科经产要药，常用于月经不调、痛经，产后恶露不尽及瘀滞腹痛，可单味熬膏服用，也可与当归、川芎、赤芍等配伍应用。

2. 用于水肿、小便不利。

益母草有利尿消肿作用。现临床常用于急、慢性肾炎水肿，可单味煎服，也可配合茯苓、白茅根、白术、车前子、桑白皮等同用。

3. 用于疹痒赤热。

本品性寒而入血分，又有凉血作用，能治疹痒赤热之症，可单味应用，亦可配合凉血解毒、祛风止痒药同用。

◎ 处方用名

益母草（洗净，晒干，切碎用）。

◎ 用法用量

内服：煎汤，10 ~ 15克，熬膏或入丸、散。外用：适量，煎水洗或鲜草捣敷。

◎ 名方良方

治痛经：益母草15克，元胡索6克。水煎服。本方出自《闽东本草》。

治瘀血块结：益母草30克，水、酒各半煎服。本方出自《闽东本草》。

治难产：益母草捣汁150毫升，煎减半，顿服。无新者，以干者1大握，加水140毫升煎服。本方出自《独行方》。

◎ 药典论述

《唐本草》："敷丁肿，服汁使丁肿毒内消；又下子死腹中，主产后胀闷；诸杂毒肿，丹游等肿；取汁如豆滴耳中，主聤耳；中㕙蛇毒，敷之。"

《本草拾遗》"捣苗，敷乳痈恶肿痛者；又捣苗绞汁服，主浮肿下水，兼恶毒肿。"

◎ 养生药膳

⊙ 益母草银耳羹

配　方：益母草20克，银耳50克。

制　作：银耳洗净，加益母草、冰糖熬至融化即可。

功　效：清热润肺。

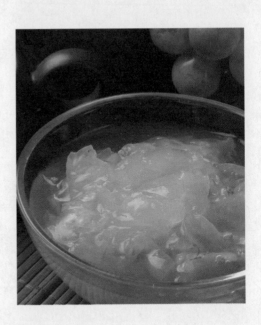

○ 牛膝

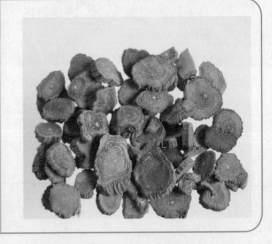

【药用】

苋科草本植物川牛膝或牛膝的根。

【性味与归经】

苦、酸，平。归肝、肾经。

【功效】

祛瘀通经疗伤，补肝肾、强筋骨，引血下行，利水通淋。

牛膝入肝肾二经，性善下行，能治虚火上炎，祛瘀通经，善治妇女血瘀之证；利水通淋，除小便淋痛，补益肝肾，疗腰膝酸软。然有川牛膝、怀牛膝两种，性用略异，用当区别，行血脉则用川者，补肝肾则用怀者。孕妇、月经过多者忌用。

◎ 临床应用

1. 用于瘀滞经闭，产后瘀痛，跌扑伤痛等症。

牛膝善于活血祛瘀，对妇科、伤科各种瘀血凝滞的病症，常和红花、桃仁、当归、延胡索等药同用，既可活血调经，又能祛瘀疗伤。

2. 用于腰膝酸痛，足膝萎软无力。

牛膝性善下行，入肝肾二经，能补肝肾、强筋骨，又能通血脉、利关节，为治腰膝下肢病症常用药。对肝肾不足引起的腰膝酸痛，常与苍术、狗脊、木瓜等同用；如因湿热下注引起的腰膝关节疼痛，常与苍术、黄柏等同用；如风湿痹痛、下肢关节疼痛为甚，可与木瓜、防己、独活等同用。

3. 用于吐血、衄血、牙龈肿痛、头痛晕眩等症。

牛膝苦泄下降，能引血下行，导热下泄，可治上部血热妄行的症候，常配合侧柏叶、白茅根、小蓟等药，以治吐血、衄血；又可配养阴清热药如生地、石膏等，用治牙龈肿痛属于阴虚火旺的症候；治肝阳上亢，气血并走于上，头痛眩晕之症，常与平肝药如代赭石、龙骨、牡蛎等同用。

4. 用于小便不利、淋沥涩痛及尿血等症。

本品又有利水通淋功效，能导膀胱湿热外泄，且能活血祛瘀，故可用于小便不利、淋沥涩痛及尿血之症，常与瞿麦、滑石、通草等同用。

◎ 处方用名

怀牛膝、淮牛膝（补肝肾、强筋骨作用较好）、川牛膝（活血祛瘀作用较好）。

◎ 用法用量

内服：煎汤，6～10克；或入丸、散；或泡酒。

◎ 名方良方

治湿热下流，两脚麻木，或如火烙之热：苍术（米泔浸三宿，细切，焙干）180克，黄柏（切片，酒拌略炒）120克，川牛膝（去芦）60克。上药为细末，面糊为丸，如梧桐子大。每服50～70丸，空心姜盐汤下。服药期间，忌食鱼腥、荞麦、热面、煎炒等物。本方名为三妙丸，出自《医学正传》。

治肝肾亏虚、精血不足所致之月经不调，婚后不孕之症：全当归、川牛膝、枸杞子、茯神、葡萄干、杜仲、核桃肉、桂圆肉各60克，优质酒5000毫升。上药研成细末，装入绢袋内，浸入盛酒的瓷坛内，密封，隔水加热半小时，取出瓷坛，埋入土中7日。用时，取药酒适量，饮服。本方名为宜男酒，具有补肝肾、益精血的功效。服药酒期间，忌房事或避孕。

◎ 养生药膳

⊙ 牛膝桃仁粥

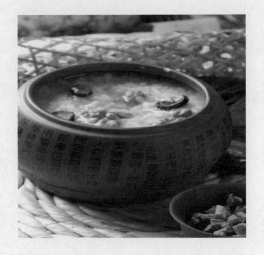

配　方：牛膝 10 克，桃仁 25 克，粳米 50 克。

制　作：先把牛膝洗净，桃仁用温水泡制 5 分钟去皮。锅中加水 500 克，下入牛膝、桃仁和洗好的粳米用慢火煮制 30 分钟后，加入少许冰糖再煮 5 分钟起锅。

功　效：活血祛瘀，祛风消肿。

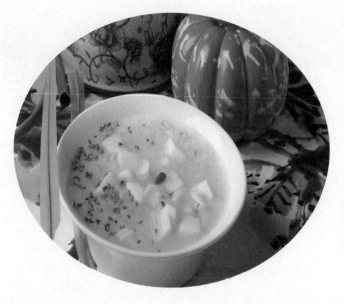

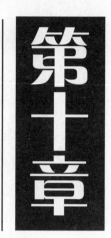

止血药

第十章

凡功能制止体内外出血的药物，称为止血药。

血液为人体重要的物质，凡出血之证，如不及时有效地制止，致使血液耗损，而造成机体衰弱，甚至危及生命，故止血药的应用具有重要的意义。

止血药主要适用于各部位出血病证，如咯血、衄血、吐血、尿血、便血、崩漏、紫癜及创伤出血等。

止血药的药性各有不同，如药性寒凉，功能凉血止血，适用于血热之出血；药性湿热，能温经止血，适用于虚寒出血；兼有化瘀作用，功能化瘀止血，适用于出血而兼有瘀血者；药性收敛，功能收敛止血，可用于出血日久不止等。

凉血止血药一般忌用于虚寒之症，温经止血药忌用于热盛之症，收敛止血药主要适用于出血日久不止而无邪瘀之症，以免留瘀留邪之弊。

○ 白及

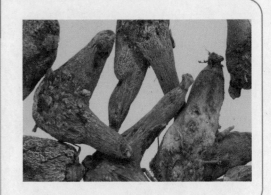

【药用】

本品为兰科植物白及的块茎。

【性味与归经】

苦、甘、涩，微寒。入肝、肺、胃经。

【功效】

收敛止血，消肿生肌。

白及苦甘微寒，功能止血，能入肺胃，为吐衄咯血之要药。又能用治疮疡，未成者能予消散。已溃者可用于敛疮生肌。此外，创伤出血，皮肤皲裂，用以外治亦颇有良效。唯邪热炽盛时，亦未宜乱投也。据报道，本品治疗肺结核病，与异烟肼同用，有协同作用；对空洞性肺结核久不愈合，也可应用。

◎ 临床应用

1. 用于咯血、呕血、衄血、外伤出血等症。

白及收敛，功能止血，是一味止血药。主要用于肺、胃出血病症，可单独应用，也可配阿胶（蛤粉炒）、藕节、生地等治咯血；配乌贼骨等治呕血。

2. 用于疮疡肿痛，溃疡久不收口，手足皲裂等症。

白及又有消肿生肌之功，用治疮疡，不论已溃未溃均可应用，如疮疡初起未溃，配银花、贝母、天花粉、乳香等有消散作用；如疮疡已溃、久不收口以及手足皲裂，有可奏生肌敛疮之功，往往研粉外用。

此外，本品还可用于尘肺、肺痈、肺结核等病。

◎ 处方用名

白及、白及（洗净，晒干，切片用）、白及粉（研粉，吞服，开水调服或外用）。

◎ 用法用量

6～15克，研粉吞服3～6克。外用适量。

◎ 名方良方

治咯血：白及30克，枇杷叶（去毛，蜜炙）、藕节各15克。上为细末，另以阿胶15克，锉如豆大，蛤粉炒成珠，生地黄自然汁调之，火上炖化，入前药为丸如龙眼大。每服1丸，噙化。本方名为白及枇杷丸，出自《证治准绳》。

治跌打骨折：白及末6克，以酒调服。

本方出自《永类钤方》。

治产后伤脬，小便淋漓不止：白及、凤凰衣、桑螵蛸各等份，入猪脬内，煮烂食之。本方出自《梅氏验方新编》。

◎ 药典论述

《本经》"主痈肿恶疮败疽，伤阴死肌，胃中邪气，贼风痱缓不收。"

《日华子本草》"止惊邪、血邪，痢疾，赤眼，症结，发背，瘰疬，肠风，痔瘘，刀箭疮扑损，温热疟疾，血痢，汤火疮，生肌止痛，风痹。"

◎ 养生药膳

白及汤南瓜

配　方：白及 16 克，南瓜 200 克，冰糖 25 克。

制　作：南瓜去皮切大块蒸熟，白及泡水发透加冰糖熬化勾芡淋南瓜上即可。

功　效：止血消肿。

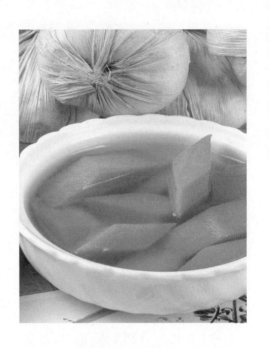

○ 大蓟

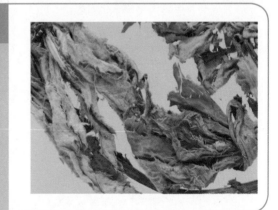

【药用】

本品为菊科植物的全草。

【性味与归经】

甘，凉。入肝经。

【功效】

凉血，止血。

本品有凉血止血的功效，对咯血、衄血、崩中下血、尿血等症，常与小蓟、生地、蒲黄、藕节等药配伍应用。此外，大蓟鲜草，又可用于疮痈肿毒，无论内服、外敷，都有散瘀消肿的功效。

◎ 临床应用

用于咯血、衄血、崩漏、尿血等症。

◎ 处方用名

大蓟草、大蓟（洗净，晒干，切碎用）。

◎ 用法用量

内服：煎汤，5～10克；鲜品可用30～60克。外用：适量，捣敷。用于止血宜炒炭用。

◎ 名方良方

治心热吐血、口干：大蓟叶及根，捣，绞取汁，每服1小杯，频服。本方出自《圣惠方》。

治妇人红崩下血，白带不止：大蓟15克，土艾叶9克，白鸡冠花子、木耳各6克，炒黄柏（如白带，不用黄柏）15克。用水酒煨服。本方出自《滇南本草》。

◎ 药典论述

《别录》："根，主养精保血。主女子赤白沃，安胎，止吐血鼻衄。"

《医林纂要》："坚肾水，去血热，泄逆气。治肠风，肠痹。"

◎ 养生药膳

⊙ 大蓟莲心蜜饮

配　方：大蓟、莲子各100克，地榆、牛膝各15克，蜂蜜100克。

制　作：大蓟、莲心、地榆、牛膝分别洗净装入纱布袋中加1000克水煮30分钟，加入蜂蜜调好放凉即可。

功　效：凉血止血，清热解毒，补肝益肾。

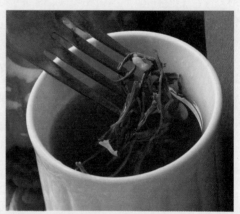

○ 侧柏叶

【药用】

本品为柏科植物侧柏的枝叶。

【性味与归经】

苦、涩，微寒。入肺、肝、大肠经。

【功效】

凉血止血。

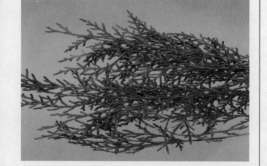

侧柏叶止血效用较好，为治疗各种出血病症的要药。性属寒凉，所以主要用于血热妄行的出血症；若虚寒性出血，本品又可配合干姜、艾叶等同用。研末，还可用于外伤出血。

近年来本品在临床上应用于老年慢性支气管炎，发现其又有止咳祛痰的功效。

◎ 临床应用

用于各种出血病症。

侧柏叶生敛止血，且有凉血作用，故主要用于血热妄行引起的出血病症，如咯血、呕血、鼻衄、尿血、便血及崩漏等，多与仙鹤草、蒲黄、藕节、生地等同用。

◎ 处方用名

侧柏炭（炒至外呈黑色为度）、生侧柏叶（洗净，晒干，切断用）。

◎ 用法用量

内服：煎汤，6～15克，或入丸、散。外用：适量，煎水洗，捣敷或研末调敷。

◎ 名方良方

治吐血不止：柏叶、干姜各90克，艾叶3把。上三味，以水1000毫升，取马通汁200毫升，合煮，取200毫升，分温再服。本方名为柏叶汤，出自《金匮要略》。

治忧恚呕血，烦满少气，胸中疼痛：柏叶捣罗为散，不计时候，以粥饮调下6克。本方出自《圣惠方》。

◎ 药典论述

《别录》："主吐血、衄血、痢血、崩中赤白。轻身益气，令人耐寒暑，去湿痹，生肌。"

《本草正》"善清血凉血，去湿热湿痹，骨节疼痛。捣烂可敷火丹，散疬腮肿痛热毒。"

◎ 养生药膳

⊙ 侧柏叶烩兔片

配　方：侧柏叶15克，兔肉200克。

制　作：侧柏叶煎取浓汁加鸡汤调盐、味精、料酒、生抽煮开放入码味上浆的兔片氽熟勾芡即可。

功　效：凉血止血。

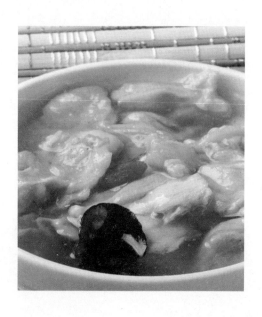

◯ 槐花

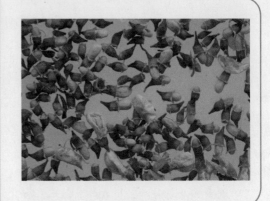

【药用】

本品为豆科植物槐树的花蕾。

【性味与归经】

苦，微寒。入肝、大肠经。

【功效】

凉血止血。

◎ 临床应用

用于便血、血痢、痔血、崩漏、咯血、衄血等症。

槐花主要用于出血属于血热的病症。本品善治下部出血，多用于便血、痔血等症，常配合地榆等药同用。如仙鹤草、白茅根、侧柏叶等配伍，还可用至咯血、衄血等症。

◎ 处方用名

槐花炭、槐米炭（炒焦黑，用以止血）、生槐花、生槐米（现多用于高血压）。

◎ 用法用量

内服：煎汤，5～10克；或入丸、散。外用：适量，煎水熏洗；或研末撒。

◎ 名方良方

治脏毒，酒病，便血：槐花（半两炒，半两生）30克，山栀子（去皮，炒）30克。上药为末，装瓶备用。每服6克，以水调下，饭前服。本方名为槐花散，出自《经验良方》。

治衄血不止：槐花、乌贼鱼骨等份。

上药半生半炒，捣研为细末，吹入鼻孔。本方出自《世医得效方》。

治大肠下血：槐花、荆芥穗等份，研为末。每次取2克，以酒送服。本方出自《经验方》。

◎ 药典论述

《本草纲目》："炒香频嚼，治失声及喉痹。又疗吐血，衄，崩中漏下。"

《日华子本草》："治五痔，心痛，眼赤，杀腹藏虫及热，治皮肤风，并肠风泻血，赤白痢。"

◎ 养生药膳

⊙ 槐米山药粥

配　方：槐米15克，粳米100克，

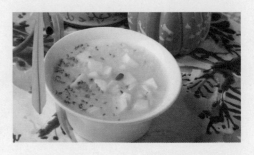

山药 50 克。

制　作：淮山药洗净去皮切成小块，槐米和粳米洗净，将槐米放入锅内煮 20 分钟，滤去药渣留药汁备用，槐米、药汁、粳米同煮至五成熟时加入山药块，煮至黏稠即可。

功　效：清肝明目，健脾益胃。

○ 茜草

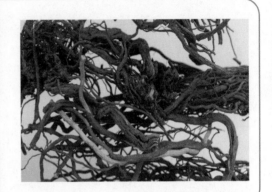

【药用】

本品为茜草科植物茜草的根及根茎。

【性味与归经】

苦、寒。入肝经。

【功效】

凉血止血，行血祛瘀。

临床应用本品时，一般认为生用则行血，炒炭则止血。但现在有人认为生用也有止血功效。

◎ 临床应用

1. 用于各种出血症。

茜草凉血而止血，主要用于血热妄行的各种出血病症，多配合山栀、生地、地榆等药应用。

2. 用于妇女经闭，月经不调，产后恶露不下及跌扑损伤，关节疼痛，痈疽初起等症。

茜草生用能行血祛瘀，凡瘀血阻滞之症，都可应用。故应用较为广泛，往往与桃仁、红花、当归、赤芍、丹皮等药配伍应用。

◎ 处方用名

茜草炭（炒至外黑内微焦为度，用以止血）、生茜草、茜草根（生用，有行血作用）。

◎ 用法用量

煎服，10～15 克，大剂量可用 30 克。亦入丸、散。止血炒炭用，活血通经生用或酒炒用。

◎ 名方良方

治妇女经水不通：茜草 30 克。黄酒煎，空腹服用。本方出自《经验广集》。

治鼻血不止：茜根、艾叶各 30 克，乌梅肉 7.5 克。上药研末，炼蜜丸如梧桐子大。每服 50 丸，以乌梅汤送下。本方出自《本事方》。

◎ 药典论述

《本经》："主寒湿风痹，黄疸，补中。"

《本草纲目》："茜草，气温行滞，味酸入肝，而咸走血，专于行血活血。俗方治女子经水不通，以一两煎酒服之，每日即通，甚效。"

◎ 养生药膳

⊙ 茜草烧鱼块

配　方：茜草 25 克，草鱼 1 条，冬菇、冬笋各 35 克。

制　作：茜草煎取浓汁，草鱼取净肉切块码味上浆炸至金黄色。锅中留底油煸香葱姜，加冬菇冬笋块、鱼块、料酒、盐、茜草汁、味精、老抽烧入味即可。

功　效：益气补虚。

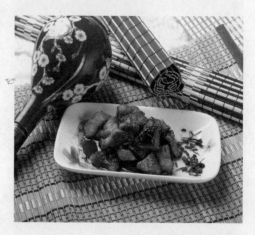

○ 蒲黄

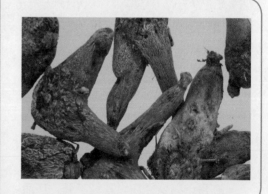

【药用】

本品为相蒲科植物水烛的花粉。

【性味与归经】

甘、平。入肝、心包经。

【功效】

收敛止血，活血祛瘀。

一般认为蒲黄生用性滑，行血消肿；炒黑性涩，功专止血。但根据临床实践体会与近人报道，生蒲黄也具有一定止血作用，不论入汤剂煎服或用粉剂吞服，都可用以止血。至于炒炭之后，它的止血作用是否增强或降低，有待进一步研究。

生蒲黄有收缩子宫的作用，故孕妇忌服；临床上用于产后子宫收缩不良、出血不止的病症。

◎ 临床应用

1. 用于呕血、咯血、尿血、便血、崩漏、创伤出血等症。

蒲黄药性涩，收敛止血作用较佳，各种出血都可以应用，临床上可以单用，也可配合仙鹤草、旱莲草、茜草炭、棕榈炭、侧柏叶等同用。

2. 用于心腹疼痛，产后瘀痛，痛经等症。

蒲黄生用又能活血祛瘀，故可用于瘀血阻滞引起的心腹疼痛等症，常配合五灵脂等药同用。

◎ 处方用名

生蒲黄（晒干用，主要用于活血祛瘀）、蒲黄炭、炒蒲黄（用文火炒至黑色，用以止血）。

◎ 用法用量

煎服，3～10克，包煎。外用适量，研末外掺或调敷。止血多炒用，化瘀、利尿多生用。

◎ 名方良方

催生：蒲黄、地龙（洗去土，于新瓦上焙令微黄）、陈橘皮等份。各为末，如经日不产，各炒2克，新汲水调服。本方出自《证类本草》。

治卒下血：甘草、干姜、蒲黄各0.3克。三物下筛，酒服1克，日三。本方名为蒲黄散，出自《僧深集方》。

◎ 药典论述

《本经》："主心腹膀胱寒热，利小便，止血，消瘀血。"

《药品化义》："蒲黄，若失血久者，炒用之以助补脾之药，摄血归源，使不妄行。又取体轻行滞，味甘和血，上治吐衄咯血，下治肠红崩漏。但为收功之药，在失血之初，用之无益。若生用亦能凉血消肿。"

◎ 养生药膳

⊙ 蒲黄烧驼筋

配　方: 蒲黄10克，驼筋200克，冬菇、冬笋各50克。

制　作: 驼筋改刀成条飞水备用，冬菇、冬笋切条备用。锅中加底油烧热煸香葱姜，下冬菇、冬笋、驼筋，烹料酒加清汤调盐、味精、糖、胡椒粉、酱油烧入味即可。

功　效: 止血活血。

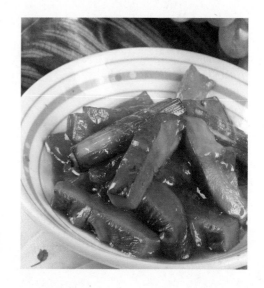

○ 三七

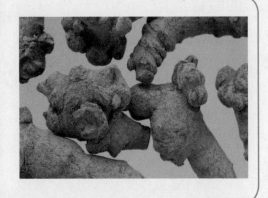

【药用】

本品属五加科植物三七的根。

【性味与归经】

甘、微苦，温。入肝、胃经。

【功效】

祛瘀止血，活血止痛。

本品古称"山漆"，本品止血的功效颇为显著，且有"止血不留瘀"的特点，故在大量出血或出血不止的时候，可以应用。至于它的化瘀止痛作用也很明显，适用于气滞血阻诸痛，如跌扑损伤、痈疮肿痛及创伤作痛等症，为伤外科常用药物，著名成药"云南白药"中即含有本品。

◎ 临床应用

1. 用于吐血、衄血、便血等症。

2. 用于各种瘀滞疼痛与跌打伤痛等症。

◎ 处方用名

三七、参三七、田七（洗净，晒干，切片用）、三七粉（晒干研末）。

◎ 用法用量

煎汤，3~9克；研末，1~3克；或入丸、散。外用：适量，磨汁涂；或研末调敷。

◎ 名方良方

治吐血，衄血：三七3克，自嚼，米汤送下。本方出自《濒湖集简方》。

◎ 药典论述

《本草汇言》："三七味甘微苦，性平，无毒。"

◎ 养生药膳

⊙ 三七炖甲鱼

配　方：三七、锁阳各10克，小枣10枚，甲鱼1只。

制　作：甲鱼宰杀好去内脏剁成小块，用少许油加葱姜煸炒，甲鱼变软加入三七、锁阳、小枣和适量的水，小火炖40分钟，加盐调好味即可。

功　效：活血止血，散瘀止痛，滋阴壮阳。

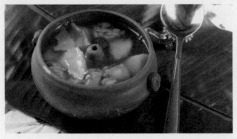

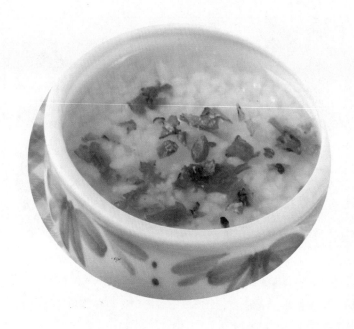

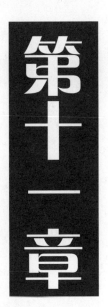

第十一章 消食药

凡功能消化食积的药物，称为消食药，又称消导药或助消化药。

脾胃为生化之源，后天之本，主纳谷运化。如果饮食不节，损伤脾胃，每致饮食停滞，出现各种消化功能障碍的病症。消食药功能消食化积，有的药物还有健脾开胃作用，可以达到消除宿食积滞及其所引起的各种症候的目的，促使脾胃功能恢复，故临床运用具有重要意义。

消食药，主要适用于食积停滞所致的脘腹胀满，嗳气泛酸，恶心呕吐，不思饮食，泄泻或便秘等症。

本类药物的使用，常根据不同病情而配伍其他药物同用。如脾胃虚弱者，可配健胃补脾药；脾胃有寒者，可配温中暖胃药；湿浊内阻者，可配芳香化湿药；气滞者，可配理气药；便秘者，可配通便药；若积滞化热，则当又配合苦寒清热药同用。

消食药大都性味甘平或甘温，归脾胃经。

○ 莱菔子

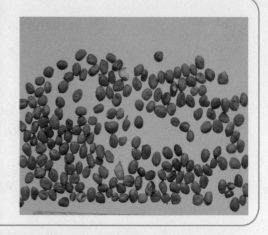

【药用】

本品为十字花科植物萝卜的成熟种子。

【性味与归经】

辛、甘、平。入脾、胃、肺经。

【功效】

消食化积，祛痰下气。

莱菔子，又名萝卜子，能消食除胀，功效显著，有"冲墙倒壁"之称。可用于治疗饮食停滞、脘腹胀痛、大便秘结、积滞泻痢、痰壅喘咳等。该品辛散耗气，故气虚无食积、痰滞者慎用。不宜与人参同用。

◎ 临床应用

1. 用于食积停滞，胃脘痞满，嗳气吞酸，腹痛泄泻，腹胀不舒等症。

莱菔子能消食化积、行滞除胀，常配伍六曲、山楂、麦芽等，以助其消食之力；配伍半夏、陈皮等，以增其降逆和胃之功。有湿者可加茯苓，有热者可加黄连、连翘。如果有脾虚现象，可加白术。

2. 用于咳嗽痰多气喘。

本品下气化痰作用甚为显著，常与白芥子、苏子等配伍应用。

◎ 处方用名

莱菔子、萝卜子、炒莱菔子（炒微焦用）。

◎ 用法用量

内服：煎汤，5～10克；或入丸、散，宜炒用。外用：适量，研末调敷。

◎ 名方良方

治积年上气咳嗽，多痰喘促，唾脓血：莱菔子6克，研，煎汤，饭前服用。本方出自《食医心镜》。

治一切食积：山楂180克，神曲60克，半夏、茯苓各90克，陈皮、连翘、萝卜子各30克。上药研为末，再制成药丸，如梧桐子大。每服70～80丸，在饭后两三个小时后以白汤送下。本方名为保和丸，出自《丹溪心法》。

◎ 药典论述

《本草纲目》："下气定喘，治痰，消食，除胀，利大小便，止气痛，下痢后重，发疮疹。"

《日华子本草》："水研服，吐风痰；醋研消肿毒。"

◎ 养生药膳

⊙ 莱菔子渣曲粥

配　方：莱菔子 20 克，山楂 20 克，陈皮 10 克，神曲 20 克，粳米 150 克。

制　作：1. 将莱菔子、山楂洗净，神曲打碎，同时放入砂锅中，加 200 毫升的水，用小火尖煮 20～25 分钟，滤去药渣，取出药汁。

2. 锅上火，加水适量烧开，把洗净的粳米放入锅中，烧开后倒入药汁，用小火将米煮熟即可。

功　效：理气化痰。

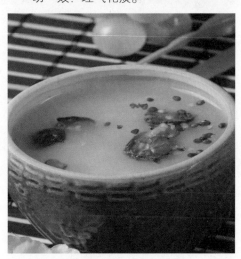

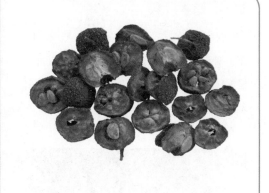

○ 山楂

【药用】

蔷薇科乔木或大灌木山里红山楂或野山楂的成熟果实。

【性味与归经】

酸、甘、微温。归脾、胃、肝经。

【功效】

消食化积，活血化瘀。

山楂果实酸甜可口，含丰富的维生素、山楂酸、柠檬酸、黄酮类等，能生津止渴，亦可入药，入药归脾、胃、肝经，有消食化积、活血散瘀的功效。

◎ 临床应用

1. 用于食积停滞。

山楂味酸而甘，消食力佳，为消化食积停滞常用要药，尤能消化油腻肉积，在临床应用方面，常与麦芽、六曲等配伍应用；如因伤食而引起腹痛泄泻，可用焦山楂 10 克研末，开水调服，有化食止泻之效。

2.用于产后瘀滞腹痛、恶露不尽。

本品功能活血化瘀，用治产后瘀滞腹痛、恶露不尽，常与当归、川芎、益母草等配伍。

◎ 处方用名

焦山楂、山楂炭、焦楂肉（炒至外黑内呈深褐色应用）、生山楂、生楂肉（洗净，晒干用）、蜜炙山楂炭（取山楂炭用炼蜜拌炒）。

◎ 用法用量

内服：煎汤，3～10克；或入丸、散。外用：适量，煎水洗或捣敷。

◎ 名方良方

治一切食积：山楂200克，白术200克，神曲100克。上药研为末，蒸饼丸，梧桐子大，备用。每次70丸，温开水送服。本方出自《丹溪心法》。

治老人腰痛及腿痛：山楂、鹿茸（炙）等份。上药为末，炼蜜为丸，梧桐子大。每服百丸，每日2次。本方出自《本草纲目》。

◎ 药典论述

《日用本草》："化食积，行结气，健胃宽膈，消血痞气块。"

《医学衷中参西录》："山楂，若以甘药佐之，化瘀血而不伤新血，开郁气而不伤正气，其性尤和平也。"

◎ 养生药膳

⊙ 山楂藕片汤

配　方：山楂25克，嫩藕15克，冰糖50克。

制　作：1.鲜藕去皮切片，山楂洗净去子切片。

2.砂锅中加水、加冰糖煮至融化，下入藕片、山楂煮25分钟左右即可。

功　效：健脾开胃，止渴生津。

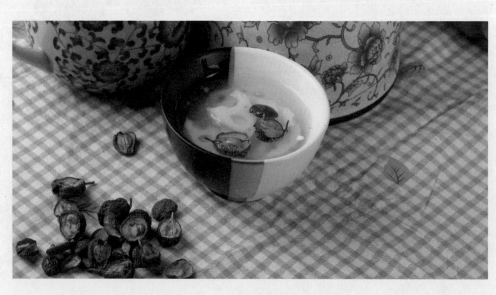

○ 鸡内金

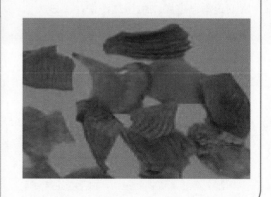

【药用】

本品为脊椎动物雉科家鸡的砂囊角质内膜。俗称鸡肫皮。

【性味与归经】

甘，平。入脾、胃、小肠、膀胱经。

【功效】

消食积，止遗尿。

◎ 临床应用

1. 用于食积不化，脘腹胀满及小儿疳积等。

鸡内金有运脾之功，消食积的作用较弱，在应用上常与山楂、六曲、麦芽等品配伍。如遇脾胃虚弱、脾胃不振者，宜与补气健脾药如白术、党参、山药、扁豆等同用；至于消化不良症情较轻者，可单用本品炒燥后研成细末，开水调服。

2. 用于遗精、遗尿等症。

本品又能缩尿止遗，治遗尿及小便频数，可与桑螵蛸、牡蛎等品配伍。至于用治遗精，如症情较轻者，可用鸡内金六钱，炒燥后研成细末，分为六包，每日早晚各服一包，在清晨及晚上临睡时用热黄酒及温开水各小半酒杯调服。连服三天。

此外，本品炒炭，研末可敷治口疮。生用还可用于胆结石、尿路结石。

◎ 处方用名

鸡内金、炙内金（用铁砂拌炒至发胖用）。

◎ 用法用量

内服：煎汤，3 ~ 10克；研末，每次1.5 ~ 3克；或入丸、散。外用：适量，研末调敷或生贴。

◎ 名方良方

治反胃，食即吐出，上气：鸡内金烧灰，酒服。本方出自《千金方》。

治噤口痢疾：鸡内金焙研，乳汁服之。本方出自《本草纲目》。

治走马牙疳：鸡内金（不落水者）5枚，枯矾25克。研搽。本方出自《经验方》。

◎ 药典论述

《本经》："主泄利。"

《本草经疏》："肫是鸡之脾，乃消化水谷之所。其气通达大肠、膀胱二经。

有热则泻痢遗溺，得微寒之气则热除，而泻痢遗溺自愈矣。烦因热而生，热去故烦自止也。今世又以之治诸疳疮多效。"

◎ 养生药膳

⊙ 鸡内金大米粥

配　方：鸡内金6克，陈皮3克，砂仁2克，大米50克，白糖适量。

制　作：1.将陈皮、鸡内金、砂仁研成细粉备用。

2.大米洗净放入锅内烧开，加入药粉

搅匀，小火煮至熟且黏稠，下入白糖即可。

功　效：健胃消食，理气宽中。

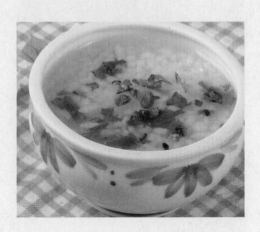

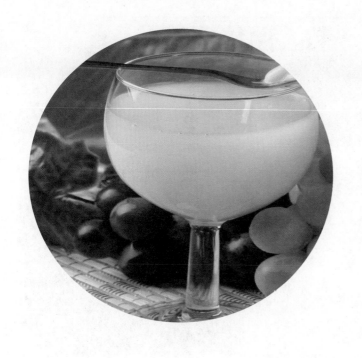

化痰止咳平喘药

第十一章

凡功能化除痰涎，制止咳嗽、平定气喘的药物，称为化痰止咳平喘药。

痰涎与咳嗽、气喘有一定的关系，一般咳喘每多夹痰，而痰多亦每致咳喘，故将化痰、止咳、平喘合并介绍。但其中有的药物以化痰为主要功效，或虽属化痰而并不用于咳嗽气喘；有的则以止咳平喘为主要功效，或虽属止咳平喘却无化痰作用。

化痰药不仅用于因痰饮起的咳嗽、气喘，并可用于瘰疬、瘿瘤、癫痫、惊厥等症。

临床使用化痰止咳药时，应注意：凡内伤外感的病症，均能引起痰多及咳嗽，治疗时应仔细分辨病因，进行适当的治疗，例如有外感的配合解表药同用，虚劳的配合补虚药同用；咳嗽而咯血时，不宜用燥烈的化痰药，以免引起大量出血。

第一节 温化寒痰药

温化寒痰药多属温性，适用于寒痰、湿痰的症候，如咳嗽气喘、痰多稀薄，以及肢节酸痛，阴疽流注等病症。为了加强疗效，此类药物常与温散寒湿的药物同用。如属阴虚燥咳，或有吐血、咯血病史，应当慎用。

◯ 紫苏子

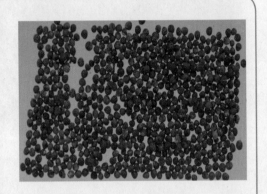

【药用】

本品为唇形科一年生草本植物紫苏的果实。

【性味与归经】

辛，温。入肺经。

【功效】

降气消痰定喘，滑肠。

苏子为紫苏的果实，习称为种子。功能降气消痰，以治咳逆痰喘。另有一种白苏子，是白苏的果实。两者主要的区别：苏子色黄黑，粒较细小，气香力厚；白苏子色呈灰白而粒较大，气较淡薄，功同苏子而力较逊。

◎ 临床应用

1. 用于痰壅气逆，咳嗽气喘。

苏子利膈而消痰，质润而不燥，善能降气定喘，故适用于咳嗽痰喘的症候，常与莱菔子、白芥子配伍；也可与前胡、厚朴、陈皮、半夏等同用。可视病情需要，适当选用配伍药物。

2. 用于肠燥便秘。

本品质润多油，故有滑肠通便的功效，适用于肠燥便秘，可与火麻仁、瓜蒌仁、杏仁等同用。

◎ 处方用名

苏子、杜苏子、黑苏子（晒干用）、炒黑苏子（炒用，可缓和药性）、炙苏子、炙黑苏子（蜜炙用，有润肺作用）。

◎ 用法用量

内服：煎可与桑白皮、瓜蒌、贝母相配，如《古今医彻》苏子瓜蒌汤。汤，5 ～

10克；或入丸、散。

◎ 名方良方

治气结心胀喘急：苏子（末）9克，草豆蔻6克，萝卜子（末，炒）9克，橘红（末）3克。每次服用3克，以姜汤调下。本方出自《心医集》。

治消渴变水，令水从小便出：紫苏子（炒）90克，萝卜子（炒）30克。上药为末。每次服6克，以桑根白皮煎汤送下，每日2次。本方出自《圣济总录》。

治梦遗：苏子适量，炒为末。酒服2克，每日2次。本方出自《外台秘要》。

◎ 药典论述

《本草纲目》："苏子与叶同功，发散风气宜用叶，清利上下则宜用子也。"

《别录》："主下气，除寒中。"

◎ 养生药膳

⊙ 紫苏大麦粥

配　方：紫苏子20克，大麦100克，糯米50克。

制　作：紫苏子洗净，用温水浸泡半小时，大麦、糯米洗净备用。锅内加入清水烧沸，加入泡过的紫苏子、大麦、糯米，先用大火煮5分钟后改用小火熬半小时即可。

功　效：止渴平喘，降气消暑。

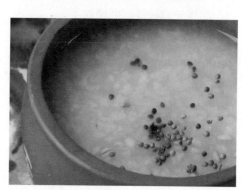

○ 桔梗

【药用】

本品为桔梗科植物桔梗的根。

【性味与归经】

苦、辛，平。入肺经。

【功效】

宣肺祛痰，排脓。

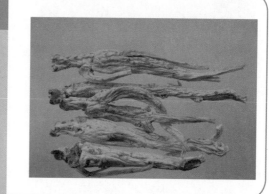

桔梗辛散苦泄，善能宣通肺气、祛痰排脓，故适用于咳嗽多痰、咯痰不爽、咽痛、失声以及肺痈等病症。

本品配甘草，可祛痰利咽；配枳壳，可利胸膈；配鱼腥草，可排脓解毒而治肺痈。

◎ 临床应用

1. 用于咳嗽痰多及咽痛音哑等症。

桔梗辛开苦泄，功能宣肺祛痰。如外感咳嗽，常配合解表药同用。属于外感风寒者，可与荆芥、防风、紫苏叶、杏仁等配伍；外感风热，可与前胡、牛蒡子、菊花、桑叶等配伍应用。如咽喉肿痛、声音嘶哑，可与牛蒡子、甘草、山豆根、射干等同用。

2. 用于肺痈及咽喉肿痛等症。

本品能祛痰而排脓，用治肺痈，可与生苡仁、冬瓜子、桃仁、鲜芦根、鱼腥草等配伍；治咽喉痛肿，可与板蓝根、牛蒡子、马勃、白僵蚕、甘草等同用。

◎ 处方用名

苦桔梗、白桔梗、玉桔梗（洗净，晒干，切片用）。

◎ 用法用量

内服：煎汤，3～10克；或入丸、散。外用：适量，烧灰研末敷。

◎ 名方良方

治咽喉肿痛：桔梗适量，加水200毫升，煎取100毫升。温服。本方出自《本草纲目》。

治肺痈，咳而胸满，咽干不渴，久久吐脓如米粥：桔梗30克，甘草60克。上药加水600毫升，煮取200毫升。温服，分2次服。本方名为桔梗汤，出自《金匮要略》。

◎ 药典论述

《本草纲目》："主口舌生疮，赤目肿痛。"

《本经》："主胸胁痛如刀刺，腹满，肠鸣幽幽，惊恐悸气。"

◎ 养生药膳

⊙ 桔梗大枣鸡肉粥

配　方：桔梗15克，大枣10颗，大米100克，鸡肉50克，姜丝5克，盐5克。

制　作：桔梗洗净，大枣洗净去核，鸡肉洗净切小丁。大米、桔梗放入锅中熬粥，粥至九成熟时放鸡肉，粥熟时放入桔梗，放姜丝、盐调味即可。

功　效：润肺利咽。

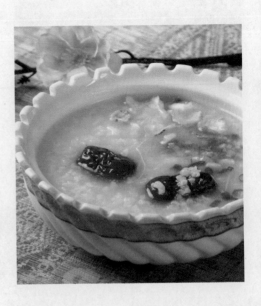

第二节 清化热痰药

清化热痰药物多属寒性，适用于痰热郁肺，咳嗽痰多而稠黏，以及由于痰热而致的癫痫惊厥、瘰疬等症。

运用这类药物治疗癫痫、惊厥等并见痰涎壅盛的热症，需配清热、镇痉的药物同用。

○ 贝母

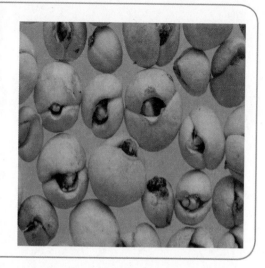

【药用】

本品为百合科植物卷叶川贝、川贝母，以及浙贝母等的鳞茎。

【性味与归经】

川贝母：苦、甘，微寒。浙贝母：苦，寒。入心、肺经。

【功效】

止咳化痰，清热散结。

贝母与半夏，都能止咳化痰。但贝母苦寒清热，功专治肺，适用于热痰、燥痰；半夏辛温散寒，治在肺脾，适用于寒痰、湿痰。故一润一燥，各有所长。

◎ 临床应用

1. 用于肺虚久咳、痰少咽燥及外感风热咳嗽，郁火痰结咳嗽、咯痰黄稠等症。

川贝与浙贝皆属性寒而有苦味，都能清肺化痰而止咳，可用于痰热咳嗽等症。然川贝性凉而有甘味，兼有润肺之功，而清火散结之力则不及浙贝母，故宜用于肺虚久咳、痰少咽燥等症，可与沙参、麦冬、天冬等品配伍；浙贝母苦寒之性较重，开泄力胜，大多用于外感风邪、痰热郁肺所引起的咳嗽，常与桑叶、杏仁、牛蒡子、前胡等品配伍同用。

2. 用于瘰疬、疮痈肿毒及肺痈、乳痈等症。

二贝都有清热散结的功效，可用于瘰疬、疮痈、乳痈及肺痈等症。然浙贝偏于苦寒，长于清火散结，故一般认为用浙贝较佳。在临床应用方面，治瘰疬可与玄参、牡蛎配伍；治疮痈可与连翘、蒲公英、天花粉等配伍；治肺痈，可与鲜芦根、生苡仁、冬瓜子、鱼腥草等同用。

◎ 处方用名

川贝母、川贝、京川贝（均为川贝母）、象贝母、浙贝（均为象贝母）。

◎ 用法用量

内服：煎汤，3～9克；研末，1～1.5克；或入丸、散。外用：适量，研末撒；或调敷。

◎ 名方良方

治肺痈肺痿：川贝30克，天竺黄、硼砂各3克，文蛤（醋炒）1.5克。上药为末，然后取枇杷叶蜜炙，共熬膏制丸，如芡实大。用时，取丸含服。本方名为贝母括痰丸，出自《医级》。

治忧郁不伸，胸膈不宽：贝母去心，姜汁炒研，姜汁面糊丸，每次70丸。本方出自《集效方》。

治乳痈初发：贝母为末，每服6克，温酒调下。随后两手按于桌上，使乳房下垂，遂通。本方出自《仁斋直指方》。

◎ 药典论述

《本经》："主伤寒烦热，淋沥邪气，疝瘕，喉痹，乳难，金疮风痉。"

《日华子本草》："消痰，润心肺。末，和砂糖为丸含，止嗽；烧灰油敷人畜恶疮。"

◎ 养生药膳

⊙ 川贝母炖雪梨

配　方：川贝母10克，雪梨2个，冰糖、银耳各20克。

制　作：先把川贝母洗净，锅中放入100克水加川贝母，雪梨切块，银耳、冰糖一起放入锅中炖30分钟即可。

功　效：润肺止咳，清热化痰。

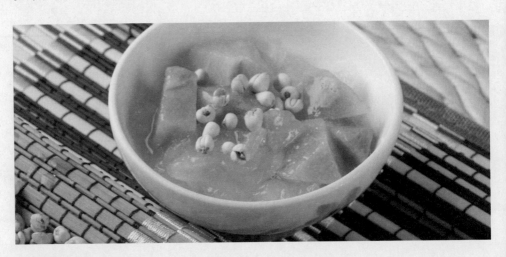

○ 竹茹

【药用】

本品为禾本科植物淡竹或苦竹等茎的节间部分，用刀刮去第一层青绿表层后，刮下的中间层。

【性味与归经】

甘，微寒。入肺、胃经。

【功效】

清热，化痰，止呕。

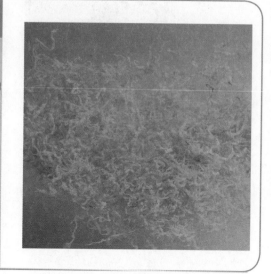

◎ 临床应用

1. 用于肺热咳嗽，咯痰稠厚。

竹茹寒能清热，兼有化痰作用，故能用于肺热咳嗽，常与黄芩、瓜蒌等药同用。

2. 用于胃热呕吐、呃逆。

竹茹有和胃降逆作用，适用于胃热呕吐、呃逆等症，常与橘皮、半夏等药同用；对妊娠呕吐之症，本品也可应用。

◎ 处方用名

竹茹、淡竹茹、竹二青（生用）、炒竹茹（炒为焦用，减少其寒性）、姜竹茹、姜汁炒竹茹（炒时加适量姜汁，可减少其寒性，并加强止呕作用）。

◎ 用法用量

内服：煎汤，5～10克；或入丸、散。外用：适量，熬膏贴。

◎ 名方良方

治哕逆：橘皮、竹茹各15克，大枣5枚，生姜9克，甘草6克，人参3克。上六味，以水2000毫升，煮取600毫升，温服200毫升，每日3服。本方名为橘皮竹茹汤，出自《金匮要略》。

治妊娠心痛：青竹茹1升，羊脂400克，白蜜150克。上三味合煎，食顷服如枣核大3枚，每日3次。本方出自《千金要方》。

◎ 药典论述

《本草纲目》"治伤寒劳复，小儿热痫，妇人胎动。"

《别录》："主呕啘，温气寒热，吐血，崩中溢筋。"

◎ 养生药膳

⊙ 竹茹上汤芥兰

配　方：竹茹35克，芥兰200克。

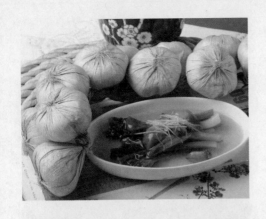

制　作：竹茹加水适量煎取浓汁，加蒸鱼豉油，调盐、味精浇于飞水至熟的芥兰即可。

功　效：清热化痰。

○ 胖大海

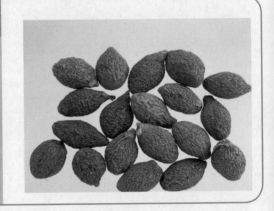

【药用】

本品为梧桐科植物胖大海的成熟种子。

【性味与归经】

甘，寒。入肺、大肠经。

【功效】

开肺气，清肺热，润肠通便。

◎ 临床应用

1. 用于肺热声哑，咽喉疼痛，痰热咳嗽等症。

本品有开宣肺气、清泄肺热的功效，故适用于肺气闭郁、痰热咳嗽、声音嘶哑、咽喉疼痛等症，常与苦桔梗、生甘草、蝉衣、薄荷等药配合应用。

2. 用于热结便秘等症。

胖大海不仅能清肺热，同时有润燥通便的功效，用治热结便秘，可单用泡水饮服，但只适用于轻症，重症尚须配合适宜的清热泻下药同用。对热结便秘引起的头痛、

目赤、轻度虚热等症，用之亦有一定的效果。

◎ 处方用名

胖大海（晒干用）。

◎ 用法用量

内服：煎汤或开水泡，3 ~ 5 枚（大剂量 10 枚）；入散剂用量减半。

◎ 名方良方

治外感所致的干咳失声，咽喉燥痛，牙龈肿痛：胖大海 5 枚，甘草 3 克。炖茶饮服，老幼者可加入冰糖少许。本方出自《慎德堂方》。

治大便热结出血：胖大海数枚，开水泡发，去核，加冰糖调服。本方出自《医界春秋》。

◎ 药典论述

《纲目拾遗》："治火闭痘，并治一切热症劳伤吐衄下血，消毒去暑，时行赤眼，风火牙疼，虫积下食，痔疮漏管，干咳无痰，骨蒸内热，三焦火症。"

◎ 养生药膳

⊙ 胖大海猪肝汤

配　方：胖大海8克，猪肝300克。

制　作：胖大海洗净，猪肝洗净入锅

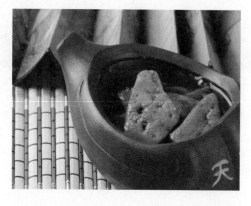

加水葱、姜、花椒、大料煮35分钟即可，然后切3厘米的小片，将胖大海、猪肝、葱、姜、胡椒、大料、盐、味精、胡椒粉放入炖锅中，加450毫升的水，武火烧沸再用文火煮30分钟调入鸡粉、味精即可。

功　效：明目养肝，清肺化痰。

第三节　止咳平喘药

止咳平喘药主要作用是制止咳嗽，下气平喘，适用于咳嗽和气喘的症候。

喘咳的症候较为复杂，有干咳无痰，有咳吐稀痰或稠痰，有外感咳嗽气急，有虚劳咳喘等，寒热虚实各不相同，必须辨证论治，选用相适宜的配伍。

止咳平喘药，有宣肺、敛肺、润肺、降气等不同，在应用时还须加以区别。

关于敛肺止咳药，将在收敛药一章中介绍。

○ 杏仁

【药用】

本品为蔷薇科植物杏、山杏等的种仁。

【性味与归经】

甘、苦，温。有小毒。入肺、大肠经。

【功效】

止咳化痰，润肠通便。

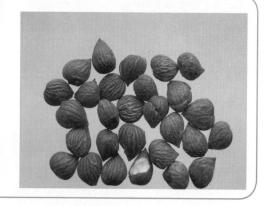

杏仁功能降气止咳，主要用于咳嗽气逆、喘促之症，不论风寒、风热，都可配用。如属风寒咳喘，可与麻黄、甘草等配伍；风热咳嗽，可与桑叶、象贝等配伍。

苦杏仁与甜杏仁，二药功用不同，在临床应用上一般认为它们的区别是：苦杏仁性属苦泄，长于至喘咳实证；甜杏仁偏于滋润，多用于肺虚久咳之症。

◎ 临床应用

1. 用于咳嗽气喘。

杏仁苦泄降气而止咳，故可用于咳嗽、气喘等症，常与麻黄、甘草，或贝母、前胡等配伍应用。

2. 用于肠燥便秘。

本品质润多油，故又有润肠通便之功，应用时可与大麻仁、瓜蒌仁等润肠药配伍。

◎ 处方用名

苦杏仁、光杏仁（去种皮，打碎用）。

◎ 用法用量

4.5 ～ 9克，生品入煎剂宜后下。

◎ 名方良方

治肺燥咳嗽，头痛，口渴、咽干、鼻燥：桑叶3克，杏仁4.5克，沙参6克，象贝3克，香豉3克，栀皮3克，梨皮3克。上药加水2杯，煮取1杯，顿服。本方名为桑杏汤，出自《温病条辨》。

治诸疮肿痛：杏仁去皮，研滤取膏，入轻粉、麻油调成糊，搽涂患处。本方出自《本草纲目》。

◎ 药典论述

《本草纲目》："杀虫，治诸疮疥，消肿，去头面诸风气鼓疱。"

《本经》："主咳逆上气雷鸣，喉痹，下气，产乳金疮，寒心奔豚。"

◎ 养生药膳

⊙ 杏仁麦冬饮

配　方：甜杏仁12克，麦冬15克，冰糖适量。

制　作：甜杏仁洗净泡透，打碎成浆；麦冬洗净后加水煎煮15分钟后，放入杏仁浆，加冰糖再煎5 ～ 6分钟即可。

功　效：止咳平喘，滋阴润肺。

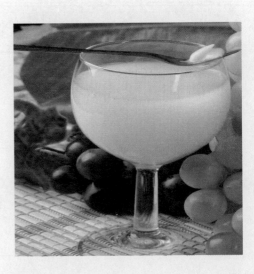

〇 桑白皮

【药用】

本品为桑科植物桑的根皮。

【性味与归经】

甘，寒。入肺经。

【功效】

泻肺平喘，行水消肿。

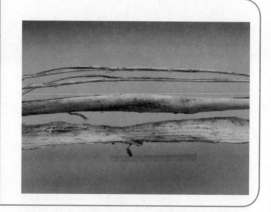

桑白皮别名桑根白皮、桑根皮、桑皮、白桑皮，微有豆腥气，味甘微苦，以色白、皮厚、粉性足者为佳。有降血糖，利尿，抗人体艾滋病病毒 HIV，抗菌等作用。

◎ 临床应用

1. 用于肺热咳嗽，喘逆痰多等症。

本品能泻肺热而下气平喘，故适用于肺热喘咳，如喘咳而兼身热者，常与地骨皮、黄芩、生甘草等配合应用。

2. 用于面目浮肿、小便不利等症。

桑白皮有利尿消肿作用，用治面目浮肿、小便不利等症，常与生苡仁、茯苓、泽泻、车前子等配合应用。

◎ 处方用名

桑白皮（洗净，晒干，切碎用）。

◎ 用法用量

内服：煎汤，9～15克；或入散剂。

外用：适量，捣汁涂或煎水洗。

◎ 名方良方

治水饮停肺，胀满喘急：桑白皮6克，麻黄、桂枝、细辛、干姜各4.5克，杏仁（去皮）14枚，水煎服。本方名为《本草汇言》。

治小儿尿灶丹，初从两股起，及脐间，走阴头，皆赤色者：水400毫升，桑白皮（切）20克，煮取汁，浴之。本方出自《千金方》。

◎ 药典论述

《本经》："主伤中，五劳六极羸瘦，崩中，脉绝，补虚益气。"

《本草纲目》："桑白皮，长于利小水，及实则泻其子也。故肺中有水气及肺火有余者宜之。"

◎ 养生药膳

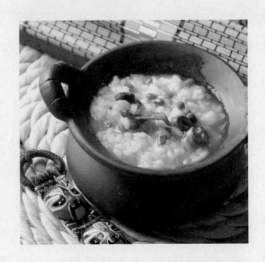

⊙ 桑白皮绿豆荸荠粥

配　方：桑白皮10克，绿豆50克，荸荠30克，粳米100克。

制　作：桑白皮洗净入砂锅煮15分钟后取渣留药汁，绿豆洗净备用，荸荠洗净切丁。锅中加500毫升水放入绿豆、药汁、荸荠、粳米一同煲40分钟即可。

功　效：泻肺平喘，清热解毒化痰。

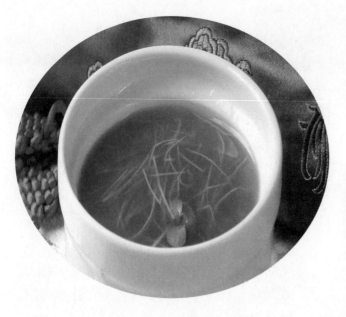

第十二章

祛寒药

凡能温里祛寒，用以治疗里寒症候的药物，称为温里药，又称祛寒药。

温里药药性偏温热，具有温中祛寒及益火扶阳等作用，适用于里寒之症。即是《内经》所说的"寒者温之"的意义。所谓里寒，包括两个方面：一为寒邪内侵，阳气受困，而见呕逆泻痢、胸腹冷痛、食欲不佳等脏寒症，必须温中祛寒，以消荫翳；一为心肾虚，阴寒内生，而见汗出恶寒、口鼻气冷、厥逆脉微等亡阳证，必须益火扶阳，以除厥逆。

临床使用温里药时，应注意：外寒内侵，如有表证未解的，应适当配合解表药同用；夏季天气炎热，或素体火旺，剂量宜酌量减轻；温里药性多辛温燥烈，易于伤津耗液，凡属阴虚患者均应慎用。

○ 肉桂

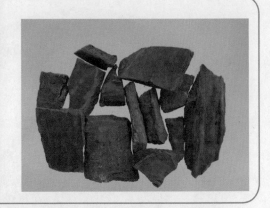

【药用】

本品为樟科植物菌桂树的树皮。

【性味与归经】

辛、甘、大热。入肝、肾、脾经。

【功效】

温中补阳，散寒止痛。

肉桂为树皮，桂枝为嫩枝，两者同出一本，都有温营血、助气化、散寒凝的作用。但桂枝气薄，主上行而散表寒，走四肢而温通经脉。肉桂气厚，主温中而止痛，且能下行而补肾阳，又可引火归原，常与附子同用，以治阴寒里盛、肾阳不足而出现的呼吸短促、面色浮红、溲清便溏、脉浮大无力等"戴阳"的症候。

肉桂与附子都能温补命火，以疗下焦虚寒、阳气不足之症。但两药各有特点，肉桂能温营血、助气化，凡属气血寒滞之症，多于调气理血之中酌加肉桂，如妇科寒郁经闭腹痛等症，每多选用；又在峻补气血之中，用肉桂为辅助药，可以鼓舞气血，促使阳生阴长，如十全大补汤。附子则以回阳救逆之功见长，如四逆汤、参附汤中都用附子。

肉桂不仅与附、姜等祛寒等药同用能益火消阴，与参、地等补虚药同用能助阳益阴，而且可与寒凉药同用，如滋肾丸用少量肉桂以助气化，热病伤津及假寒真热等症，不宜应用。

◎ 临床应用

1. 用于肾阳不足、畏寒肢冷、脾阳不振、脘腹冷痛、食少溏泄等症。

肉桂，为大热之品，有益火消阴、温补肾阳的作用，故适用于命门火衰、畏寒肢冷、阳痿、尿频等症，常与温补肝肾药如熟地、枸杞、山茱萸等配伍；对脾肾阳虚所致的腹泻，可与山药、白术、补骨脂、益智仁等同用。

2. 用于久病体弱、气衰血少，阴疽色白、漫肿不溃或久溃不敛之症。

本品能振奋脾阳，又能通利血脉，故常用于久病体弱、气衰血少之症，用少量肉桂配入补气、补血药如党参、白术、当归、熟地等品之中，有鼓舞气血生长之功。治阴疽自陷，可与炮姜、熟地、鹿角胶、麻黄、白芥子、生甘草同用。

3. 用于脘腹冷痛，寒痹腰痛，经行腹痛等症。

肉桂能温中散寒而止痛，故遇虚寒性的脘腹疼痛，单用一味，亦有相当功效；如虚寒甚者，尚可与其他温中散寒药如附子、干姜、丁香、吴茱萸等合用。治寒痹腰痛，可用独活、桑寄生、杜仲、续断、狗脊等同用。治妇人冲任虚寒、经行腹痛，可与当归、川芎、白芍、艾叶等配伍。

◎ 处方用名

上肉桂、肉桂心、桂心（阴干，切片或研粉用）。

◎ 用法用量

内服：煎汤，2~5克，不宜久煎；研末，0.5~1.5克；或入丸剂。外用：适量，研末，调敷；浸酒，涂擦。

◎ 名方良方

治冷气攻心腹痛，多呕，不欲饮食：桂心30克，高良姜（锉）30克，当归（锉，微炒）30克，草豆蔻（去皮）45克，厚朴（去粗皮，涂生姜汁，炒令香熟）60克，人参（去芦头）30克。上药捣筛为散，装瓶备用。用时，每次取6克药末，加水一碗，煎至六分，去滓，趁温热服用。本方名为桂心散，

出自《圣惠方》。

治产后腹中瘕痛：肉桂适量，研为末。每次取1克，温酒送服，每日3次。本方出自《肘后方》。

◎ 药典论述

《本草纲目》："治寒痹，风喑，阴盛失血，泻痢，惊痫治阳虚失血，内托痈疽痘疮，能引血化汗化脓，解蛇蝮毒。"

◎ 养生药膳

⊙ 肉桂八角炖猪排

配　方：肉桂6克，八角5克，四季豆100克，排骨300克。

制　作：四季豆去筋改段，排骨改刀成段汆水，锅中加入油，放入肉桂、八角、排骨炒香，放入高汤调味，放入四季豆炖至熟软即可。

功　效：温肾散寒，滋阴润燥。

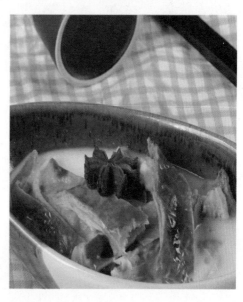

○ 吴茱萸

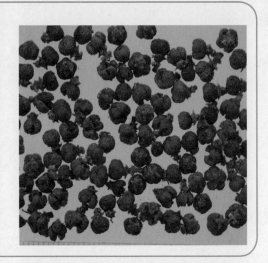

【药用】

本品为云香科植物吴茱萸的未成熟果实。

【性味与归经】

辛、苦，大热。有小毒。入肝、胃、脾、肾经。

【功效】

温中止痛，降逆止呕，杀虫。

吴茱萸辛苦大热，不但能温中散寒、降逆止呕，且能疏肝解郁、行气止痛。根据临床体会，以止痛与止呕两种功效为最佳。凡肝气郁滞所致的痛、头痛，肝胃失调所致的胃痛、呕吐，吴茱萸是常用的药品。

吴茱萸是厥阴肝经的主药，其性虽属大热，但在肝气郁滞的情况下，如有热象，亦可配合寒凉药同用，如左金丸，即以本品辅助黄连，治肝火痛、呕吐吞酸；又如戊己丸，用本品配伍黄连、白芍，治下痢腹痛。

本品温中散寒的功效与干姜相似，故寒郁中焦，脘腹冷痛，吴茱萸、干姜，每常同用。但干姜尚能温上焦，可温肺化饮；吴茱萸还能温下焦，暖厥阴以治寒疝，助肾阳而治寒泻，这是两药功用不同之点。

◎ 临床应用

1. 用于脘腹冷痛，厥阴头痛，疝痛，脚气疼痛，以及经行腹痛等症。

吴茱萸温散开郁、疏肝暖脾，善解厥阴肝经的郁滞，而有行气止痛的良效。其治胃腹冷痛，可配温中散寒的淡干姜或行气止痛的广木香；治寒疝少腹痛，可配理气止痛的台乌药、小茴香及川楝子；治脚气疼痛，可配舒肝活络的木瓜。由于本品祛寒、止痛之功甚佳，故在临床上又常配合桂枝、当归、川芎等品，治妇女少腹冷痛、经行后期。还可配伍补骨脂、肉豆蔻、五味子，治脾肾虚寒、腹痛泄泻。

2. 用于肝胃不和、呕吐涎沫等症。

本品能疏肝理气，又有降逆止呕之功，故可用治肝胃不和而致呕吐涎沫，可配生姜、黄连等同用。

此外，根据近人经验，治蛲虫病，可

用淡吴萸三钱，加水煎取汁，第一天晚上服头汁，第二天晚上服二汁，连服三至五剂。

◎ 处方用名

吴萸、淡吴萸（每斤吴茱萸用甘草一两煎汁浸泡，泡至吴茱萸开裂为度，晒干用。辛烈之性稍减）。

◎ 用法用量

内服：煎汤，1.5～5克；或入丸、散。外用：适量，研末调敷，或煎水洗。

◎ 名方良方

治醋心，每醋气上攻如酽醋：茱萸10克。水600毫升，煎取400毫升，顿服。纵浓，亦须强服。本方出自《兵部手集方》。

治食已吞酸，胃气虚冷者：吴茱萸（汤泡7次，焙）、干姜（炮）等份。为末，汤服3克。本方出自《圣惠方》。

◎ 药典论述

《本草纲目》："开郁化滞。治吞酸，蹶阴痰涎头痛，阴毒腹痛，疝气，血痢，喉舌口疮。"

《本草拾遗》："杀恶虫毒，牙齿虫匿。"

◎ 养生药膳

⊙ 吴茱萸炒鲜鱿

配　方：吴茱萸粉12克，鲜鱿鱼200克，胡萝卜25克。

制　作：鲜鱿鱼切麦穗花刀沸水备用。锅中留底油，煸香葱姜，下入胡萝卜片、木耳、料酒、鲜鱿、盐、味精炒匀勾芡即可。

功　效：温中益气。

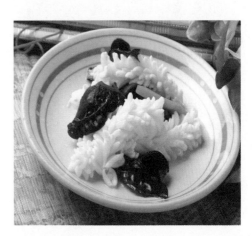

○ 高良姜

【药用】

本品为姜科植物高良姜的根茎。

【性味与归经】

辛、热。入脾、胃经。

【功效】

散寒止痛。

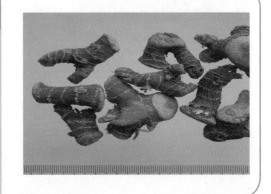

◎ 临床应用

本品善散脾胃寒邪，且有温中止痛之功，故适用于脘腹冷痛等病症。如治胃疼痛，常与香附配伍同用；治腹部疼痛，可配肉桂、厚朴等同用。因为它温中散寒作用较好，所以还可用于胃寒呕吐，常与半夏、生姜等配用。

◎ 处方用名

高良姜、良姜（洗净，晒干，切片用）。

◎ 用法用量

内服：煎汤，3～6克；或入丸、散。

◎ 名方良方

治心脾痛：高良姜、槟榔等份，分别炒制，然后研为细末，以米汤调下。本方出自《百一选方》。

治卒心腹绞痛如刺，两胁支满，烦闷不可忍：高良姜150克，厚朴60克，当归、桂心各90克。上药加水1600毫升，煮服400毫升，分3剂服用，每日2剂。如果一剂即痛止，便停药。本方名为高良姜汤，出自《千金方》。

◎ 养生药膳

⊙ 高良糯米粥

配　方：高良姜15克，姜丝少许，糯米100克，红砂糖少许。

制　作：高良姜洗净，装入纱布袋中，糯米洗净，同时放入锅中一起煮，先用大火把水烧开，然后用小火煮熟，加入姜丝，放入红砂糖即可。

功　效：行气止痛。

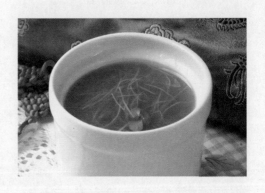

○ 胡椒

【药用】

本品为胡椒科植物胡椒的果实。

【性味与归经】

辛、热。入胃、大肠经。

【功效】

温中散寒。

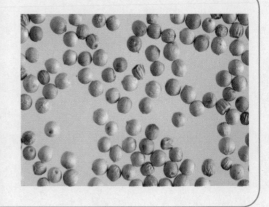

◎ 临床应用

胡椒性热，具有温中散寒的功效，故可用于胃寒所致的吐泻、腹痛等症，常配合高良姜、荜茇等同用；也可单味研粉放膏药中，外贴脐部，治受寒腹痛泄泻。

胡椒又是调味品，少量使用，能增进食欲。

◎ 处方用名

胡椒、白胡椒（为成熟已去壳的果实，作用较佳，研粉用）、黑胡椒（未成熟的果实，作用较弱，去壳，研粉用）。

◎ 用法用量

内服：煎汤，1 ~ 3 克；或入丸、散。外用：适量，研末调敷，或置膏药内外贴。

◎ 名方良方

治心下大痛：胡椒 49 粒，乳香 3 克。研匀，男用生姜、女用当归，酒下。本方出自《寿域神方》。

治胃痛：大红枣（去核）7 枚，每个内入白胡椒 7 粒，封住裂口，上饭锅蒸 7 次，共捣为丸，如绿豆大。每次服 7 丸，温开水送下。本方出自《百草镜》。

◎ 药典论述

《本草纲目》："暖肠胃，除寒湿反胃、虚胀冷积，阴毒，牙齿浮热作痛。"

《唐本草》："主下气，温中，去痰，除脏腑中风冷。"

◎ 养生药膳

⊙ 胡椒薏米粥

配　方：黑胡椒 5 克，薏米、红砂糖各 15 克，粳米 50 克。

制　作：将黑胡椒洗净,薏米洗净备用;黑胡椒、薏米、粳米同入锅中，锅加水适量烧沸，然后文火至米粒软烂，最后加入红砂糖即可。

功　效：温中散寒。

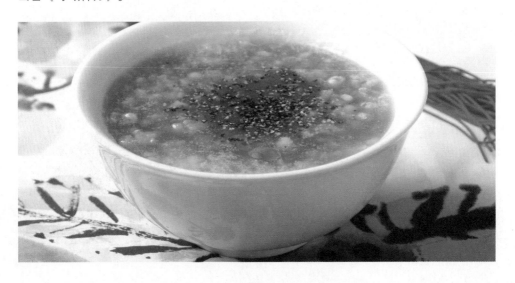

○ 荜茇

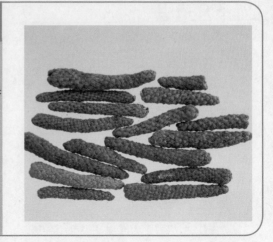

【药用】

本品为胡椒科植物荜茇的未成熟的果穗。

【性味与归经】

辛、热。入胃、大肠经。

【功效】

温中散寒。

◎ 临床应用

本品辛热，善走肠胃，能温胃腑沉冷，又解大肠寒郁，功能温中散寒，故对胃寒引起的脘腹疼痛、呕吐、腹泻等症，常与厚朴、广木香、高良姜等配合应用。

此外，本品又可用治牙痛，如《本草纲目》附方中，用荜茇为末揩之，另煎苍耳汤漱去涎。

◎ 处方用名

荜茇（晒干用）。

◎ 用法用量

煎服，1.5～3克。外用适量。

◎ 名方良方

治痰饮恶心：荜茇，捣细罗为散，每于食前，用清粥饮调下1.5克。本方出自《圣惠方》。

治瘴气成块，在腹不散：荜茇、大黄各30克。并生为末，入麝香少许，炼蜜丸梧子大。每冷酒服30丸。本方出自《永类钤方》。

【药典论述】

《本草衍义》："走肠胃中冷气，呕吐，心腹满痛。"

《本草拾遗》："温中下气，补腰脚，消食，除胃冷，阴疝，痃癖。"

◎ 养生药膳

⊙ 荜茇滑炒肉片

配 方：荜茇6克，陈皮12克，猪

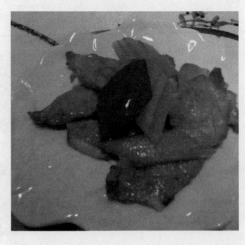

里脊 350 克，西芹 50 克。

制　作：1. 荜茇、陈皮煎取浓汁，猪肉切片码味上浆，滑油至熟备用。

2. 锅中底油烧热煸香葱姜，入西芹块炒熟放肉片，下药汁、盐、味精、料酒、胡椒粉，勾芡炒匀即可。

功　效：滋阴润燥，温中散寒。

○ 小茴香

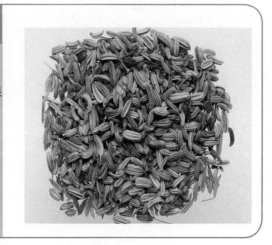

【药用】

本品为伞形科植物茴香的成熟果实。

【性味与归经】

辛、温。入肝、肾、脾、胃经。

【功效】

理气止痛，调中和胃。

◎ 临床应用

1. 用于寒疝腹痛，睾丸偏坠，胃腹冷痛等症。

本品功能散寒理气止痛，为治疗寒疝腹痛、睾丸偏坠的常用药，可与橘核、荔枝核等配伍应用；又能温中散寒止痛，对脘腹冷痛，可配合吴茱萸等药同用。

2. 用于胃寒呕吐、食少。

小茴香有调中醒脾之功，能开胃进食，故可用于胃寒呕吐、食欲减退之症。

◎ 处方用名

小茴香（晒干用）。

◎ 用法用量

内服：煎汤，3～6克；或入丸、散。外用：研末调敷，或炒热温熨。

◎ 名方良方

治小肠气疼闷，不省人事：小茴香（盐炒）、枳壳（麸炒）各50克，没药25克。诸药为末。每服5克，热酒调下。本方出自《圣惠方》。

治胃痛，腹痛：小茴香子、良姜、乌药根各6克，炒香附9克。水煎服。本方出自《江西草药》。

◎ 药典论述

《本草衍义》："蘹香子，今人止呼

为茴香。《唐本》注似老胡荽，此误矣。胡荽叶如蛇床，蘘香徒有叶之名，但散如丝发，特异诸草。"

◎ 养生药膳

⊙ 茴香豆腐羹

配　方：豆腐 350 克，小茴香粉 5 克，培根 25 克，虾仁 25 克。

制　作：豆腐、培根、虾肉切粒，飞水备用。锅中加清水烧沸，加茴香粉、盐、味精、鸡粉，下入豆腐、培根、虾肉勾芡即可。

功　效：润燥生津，温胃健脾。

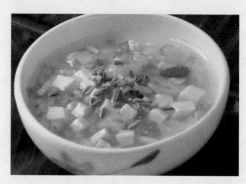

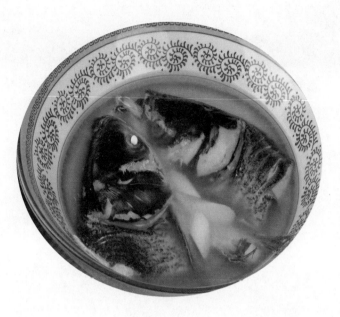

第十四章

平肝息风药

凡具有平降肝阳、止息肝风作用的药物，称为平肝息风药。

平肝息风药，适用于肝阳上亢、头目眩晕，以及肝风内动、惊痫抽搐等症。临床使用平肝息风药时，应根据辨证施治的原则给予不同的配伍。如因热引起的，与清热泻火药同用；因风痰引起的，与化痰药同用；因阴虚引起的，与滋阴药同用；因血虚引起的，与养血药同用。

本类药物性能各有不同，应区别使用。如其中有些药物药性寒凉，脾虚慢惊病患，则非所宜；而另有一些药物又偏温燥，血虚伤阴者又宜慎用。

○ 石决明

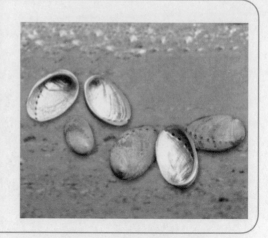

【药用】

本品为鲍科软体动物九孔鲍或盘大鲍的贝壳。

【性味与归经】

咸，微寒。入肝经。

【功效】

平肝潜阳，清热明目。

石决明以功用而得名，始载于《别录》，主要用治目疾。唐代《海药本草》说本品能治肝肺风热，说明它能凉肝泄热。木为肝之窍，用以治目疾，即取它凉肝的功效。至于用以镇潜浮阳，主要是取它重镇平肝的作用，如属肝肾阴虚而见浮阳上扰者，须配滋肾养肝药同用。

◎ 临床应用

1. 用于头晕目眩。

石决明功能平肝潜阳，用于阴虚肝阳上亢、头目眩晕之症，常与生牡蛎、生地、白芍等药同用；如肝阳实证，可与夏枯草、菊花、钩藤等药同用。因此，可见本品既可用于虚症，也可用于实证。

2. 用于目赤肿痛，视物模糊等症。

石决明为治疗目疾的要药。对肝火上炎、目赤肿痛，石决明有清肝明目的作用，常配桑叶、菊花等同用；如肝肾阴虚、视物模糊等症，配熟地、山萸肉等同用，有养肝明目的功效。

◎ 处方用名

石决明、生石决、九孔决明（打碎，生用）、煅石决明（将石决明放于烈火中煅至为红色为度，寒凉之性有所减弱）。

◎ 用法用量

内服：煎汤，10～30克，打碎先煎；或入丸、散。外用：适量，研末水飞点眼。

◎ 名方良方

治怕日畏光：千里光、海金沙、甘草、菊花各等份。上细切。每服24克，水300毫升，煎至200毫升，去渣，食后温服。本方名为千里光汤，出自《眼科龙木论》。

治一切眼时见黑花，经年不愈，畏光：

石决明、黄连（去须）、密蒙花各30克。上三味，捣罗为散。每服4克，食后，临卧，熟水调下。本方名为神效散，出自《圣济总录》。

◎ 药典论述

《本草纲目》："通五淋。"

《别录》："主目障翳痛，青盲。"

◎ 养生药膳

⊙ 石决明鲜虾粥

配　方：石决明20克，粳米150克，鲜虾肉75克，生姜丝8克。

做　法：1. 石决明研细粉，入沸水锅中煎煮5分钟。

2. 投入已淘净的粳米，熬煮至黏稠，放入生姜丝、虾肉再煮5～10分钟，调盐即可。

功　效：清肝明目，益肾生津。

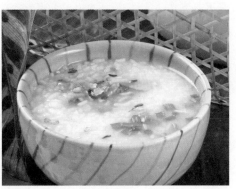

○ 天麻

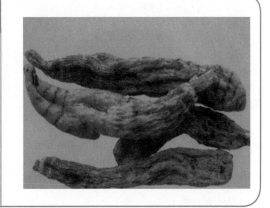

【药用】

本品为兰科植物天麻的块茎。

【性味与归经】

甘，微温。入肝经。

【功效】

平肝息风，通络止痛。

209

天麻一药，主要作用是用于治风。它既能平息肝风，又能驱除风湿，不过，现在临床上用以平肝镇痉的居多，为治头晕常用药品。

《内经》上说："诸风掉眩，皆属于肝。"但眩晕之症有虚实之分，当视具体症候，辨证应用。因本品之功虽好，稍嫌温燥，故适用于肝阳上亢所致的头晕，如夹痰湿者亦为适宜；如属血虚肝旺引起的头晕，须配养血柔肝药如当归、枸杞、白芍等同用。至于阴虚液少、舌绛胎剥者，则宜滋肾养阴为主，一般不用天麻。

◎ 临床应用

1. 用于头晕目眩。

天麻为治眩晕的要药，其功用主要为平肝息风。用治肝阳上亢的眩晕，可与钩藤、石决明等配伍；如风痰为患引起之眩晕，又可以半夏、白术、茯苓等配伍同用。

2. 用于热病动风、惊痫抽搐等症。

天麻虽无清热之功，却具有良好的息肝风、定惊搐的作用，为治疗肝风内动的要药。对高热动风、惊痫抽搐、角弓反张等症，常与钩藤、全蝎等配伍同用。

3. 用于头痛、痹痛、肢体麻木等症。

天麻在古方中有治肝虚头痛、风湿痹痛等症的记载，如配川芎等以治头痛，配全蝎、乳香等以治痹痛等。此外，对于肢体麻木、手足不遂，常配当归、牛膝等，则为临床所常用。

◎ 处方用名

天麻、明天麻（洗净，晒干，切片用）、煨天麻（用麸皮同炒后应用）。

◎ 用法用量

内服：煎汤，3～10克；或入丸、散、研末吞服，每次1～1.5克。

◎ 名方良方

治偏正头痛，眩晕欲倒：天麻15克，川芎60克。上药为细末，炼蜜为丸。每次服9克，饭后细嚼，茶酒任下。本方名为天麻川芎丸，出自元代《御药院方》。

治偏正头痛，首风眩晕：天麻200克，川芎500克，茶叶适量。上味为末，炼蜜为丸，如弹子大。每日嚼1丸，清茶下。本方名为川芎天麻茶，出自《本草纲目》，具有息风止痛功效。

◎ 药典论述

《本经》："主恶气，久服益气力，长阴肥健。"

《日华子本草》"助阳气，补五劳七伤，通血脉，开窍。"

◎ 养生药膳

⊙ 天麻炖鱼头

配　方：天麻30克，大鱼头1只，淮山药20克，小枣10枚。

制　作：天麻洗净切成片，鱼头洗净，用油煎半熟，下葱姜、淮山药、小枣、天麻、清水，大火炖至鱼头酥烂，汤汁奶白，调好口味即可食用。

功　效：息风止痰，平肝阳，祛风，利水，补气益血。

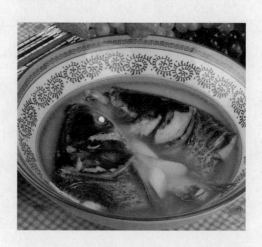

○ 蒺藜

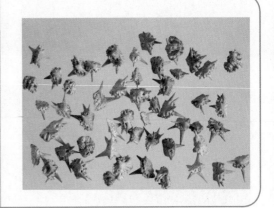

【药用】

本品为蒺藜科植物刺蒺藜的果实。

【性味与归经】

辛、苦，微温。入肝经。

【功效】

平肝，疏肝，祛风，明目。

◎ 临床应用

1. 用于肝阳上亢、头晕眼花等症。

白蒺藜具有平降肝阳的作用，临床常与橹豆衣、苦丁茶、菊花、生白芍等配伍治疗肝阳上亢、头目眩晕等症。

2. 用于肝气郁结等症。

白蒺藜苦泄辛散，功能疏肝而散郁结，对肝气郁结所致的胸胁不舒及乳闭不通等症，常与橘叶、青皮、香附等配合应用。

3. 用于目赤多泪、风疹瘙痒等症。

本品又有祛风明目之功，故对肝经风邪所致的目赤多泪，常与橘花、蔓荆子、决明子、青葙子等配合应用。对身体瘙痒，有祛风止痒的作用，常与荆芥、蝉衣等配合同用。

◎ 处方用名

蒺藜、白蒺藜、刺蒺藜（炒黄，去刺用）。

◎ 用法用量

内服：煎汤，6～9克，或入丸、散。

外用：适量，水煎洗；或研末调敷。

◎ 名方良方

治胸痹，膈中胀闷不通或作痛：刺蒺藜500克，带刺炒，磨为细末。每早、午、晚各服12克，白汤调服。本方出自《方龙潭家秘》。

治通身浮肿：杜蒺藜日日煎汤洗之。本方出自《圣惠方》。

◎ 药典论述

《本经》："主恶血，破癥结积聚，喉痹，乳难。"

《日华子本草》："治奔豚肾气，肺气胸膈满，催生并堕胎。"

◎ 养生药膳

⊙ 蒺藜清汤炖海参

配　方：蒺藜10克，海参、清汤各

100克。

制　作：蒺藜煎取浓汁加清汤、盐、味精、海参一起炖煮入味即可。

功　效：舒肝解郁。

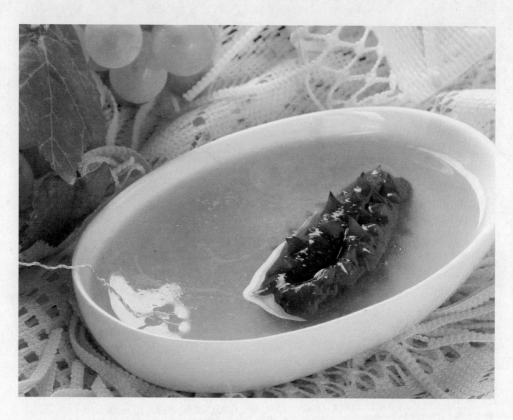

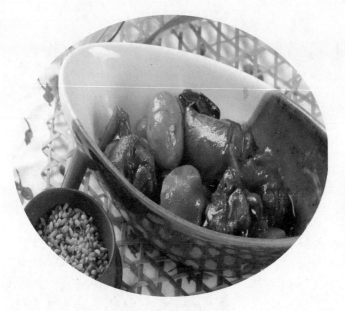

第十五章

安神药

凡以镇静安神为其主要功效的药物，称为安神药。

安神药分为两类：重镇安神和养心安神。前者为质地沉重的矿石类物质，如朱砂、磁石等，多用于心悸失眠、惊痫发狂等阳气躁动，心神不安的实证。酸枣仁、柏子仁、远志等。属于植物药而取其养心滋肝的作用，为养心安神药，适用于虚症。

本章所介绍的药物适用于阳气躁动，心悸，失眠，惊痫，狂妄，烦躁易怒等症。如因邪热炽盛，须合清热降火药；肝阳上越，须配平肝潜阳药；对于心血或肝阴不足，须配滋阴补血药同用。

第一节 重镇安神药

重镇安神药，用于心神不宁、躁动不安等症。本类药物有镇静安神的功效，能镇定浮阳，但不能消除导致浮阳的其他因素，因此，在应用时应考虑配伍适当的药物。

○ 牡蛎

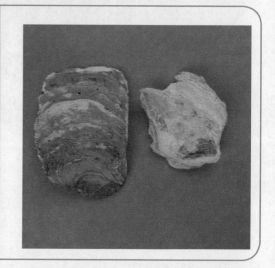

【药用】

本品为牡蛎科动物长牡蛎及同属动物的贝壳。

【性味与归经】

咸、涩，微寒。入肝、胆、肾经。

【功效】

重镇安神，平肝潜阳，收敛固涩，软坚散结，制酸止痛。

牡蛎与龙骨的功用相近，用生重镇平肝，用煅收敛固涩，故在临床上龙、牡两药，往往同用。但龙骨重镇安神，功胜牡蛎；而牡蛎又能软坚散结，则是它的特点。

◎ 临床应用

1. 用于神志不安，心悸怔忡，失眠等症。

牡蛎能重镇安神，临床用于神志不安、心悸、失眠等症，常与龙骨等配合应用。

2. 用于肝阳上亢、头晕目眩，以及肝风内动、惊痫、四肢抽搐等症。

牡蛎有养阴潜阳作用，故适用于肝阴不足、肝阳上亢之症，往往配伍珍珠母、钩藤等同用；对邪热伤阴、虚风内动，又可配伍龟板、鳖甲等同用，有养阴息风的功效。

3. 用于遗精，崩漏，虚汗，泄泻，带下等症。

牡蛎又具有良好的收涩作用，对体虚滑脱之症，常与龙骨配伍应用。

4. 用于瘰疬、瘿瘤等症。

牡蛎软坚化痰以消散结核，故常与玄参、贝母、夏枯草等配合，治疗瘰疬、瘿瘤等症。

5. 用于胃痛泛酸。

牡蛎制酸以除痛，为近时所常用，适用于胃痛泛酸的病症。

◎ 处方用名

生牡蛎（生用，用以安神、平肝）、牡蛎（用以收涩、软坚、制酸）。

◎ 用法用量

内服：煎汤，15～30克，先煎；或入丸、散。外用：适量，研末干撒或调敷。

◎ 药典论述

《本经》："主伤寒寒热，温疟洒洒，惊恚怒气，除拘缓鼠瘘，女子带下赤白。久服强骨节。"

《本草拾遗》："捣为粉，粉身，主大人小儿盗汗，和麻黄根、蛇床子、干姜为粉，去阴汗。"

◎ 名方良方

治盗汗，风虚头痛：牡蛎、白术、防风各90克。治下筛，以酒送服1克，每日2次。本方名为牡蛎散，出自《千金方》。

治百合病，渴不瘥者：栝蒌根、牡蛎（熬）各等份，二味为细末，混匀。每次取药末1克，温水送服，每日3次。本方名为栝蒌牡蛎散，出自《金匮要略》。

◎ 养生药膳

⊙ 牡蛎豆腐汤

配　方：牡蛎粉15克，豆腐200克，青菜叶50克，鸡汤。

制　作：豆腐切菱形块浮水，青菜叶洗净。砂锅加汤、葱姜、胡椒粉烧浮末，放入牡蛎粉、豆腐，文火煮15分钟左右，加青菜叶即可。

功　效：软坚散结。

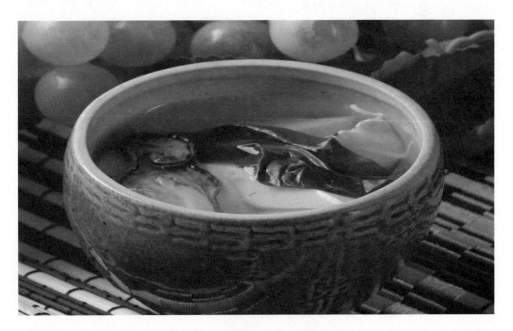

○ 珍珠

【药用】

本品为软体动物真珠贝科及蚌科多种贝所分泌的真珠质包围异物并日益增大而成的圆粒状物。

【性味与归经】

甘、咸，寒。入肝、心经。

【功效】

镇心定惊，清肝除翳，清热解毒，收敛生肌。

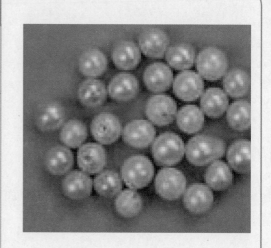

◎ 临床应用

1. 用于惊悸，癫痫，惊风等症。

本品能清心经之热而有镇心安神之功，故对惊悸、癫痫、惊风等症，常与龙骨、牡蛎、朱砂、天竺黄、胆南星等药配合应用。

2. 用于目赤翳障，咽喉肿痛等症。

珍珠又能清肝火而养肝阴，故内服可用于肝虚有热的目赤翳障；但现在临床上多作外用，以本品配合琥珀、石决明、冰片等药，研细末点眼，以消翳障。本品又能清热解毒，治疗咽喉肿痛溃烂，可配合牛黄、青黛、冰片、象牙屑等药，研末吹喉。

3. 用于溃疡疮面久愈合。

本品有较好的收敛生肌作用，对溃疡久不愈合，可单用珍珠粉外敷患处，也可配炉甘石、龙骨、赤石脂、血竭、象皮等同用。

◎ 处方用名

真珠、珍珠、濂珠（研粉用）。

◎ 用法用量

内服：研末，每次0.3~1克，多入丸、散，不入汤剂。外用：适量，研末干撒、点眼或吹喉。

◎ 名方良方

治小儿惊啼及夜啼不止：珍珠末、伏龙肝、丹砂各0.3克，麝香3克。同研如粉，炼蜜和丸，如绿豆大。待小儿啼哭时，用温水送下1丸。本方名为珍珠丸，出自《圣济总录》。

治小儿中风，手足拘急：珍珠末（水飞）30克，石膏末3克。每服3克，水七分，煎四分，温服，日三。本方出自《圣惠方》。

◎ 养生药膳

⊙ 珍珠芦荟粥

配　料：珍珠 15 克，大米 150 克，山药 40 克，芦荟 30 克。

制　作：芦荟去皮切成小菱形块，珍珠捻成粉，用上好大米洗净上火熬 5 分钟，放入芦荟、珍珠粉一起熬制粥软烂即可食用。

功　效：养颜美容，安神明目。

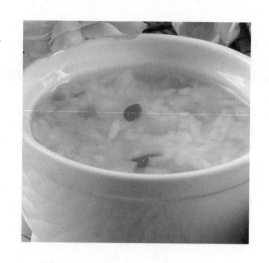

第二节　养心安神药

养心安神药具有养心益阴、安神定志等功效，临床上长用于阴血不足所致的心悸、失眠等症。

○ 酸枣仁

【药用】

本品为鼠李科植物酸枣的成熟种子。

【性味与归经】

甘、酸，平。入心、脾、肝、胆经。

【功效】

养心安神，益阴敛汗。

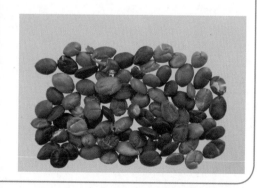

酸枣仁味酸性平，功能养心益肝，为治虚烦不眠的要药。除汉代《金匮要略》的酸枣仁汤以本品为主药外，宋代《济生方》的归脾汤，也以酸枣仁配合人参、黄耆、白术、当归、龙眼肉等补气养血药，以治气血不足、心脾两亏、惊悸失眠、体倦汗出等症。

前人有"熟用治不眠，生用治好眠"之说，经临床实践，本品不论生用或炒用，都有良好的镇静催眠功效，用治失眠并无不良作用。

◎ 临床应用

1. 用于虚烦失眠，心悸怔忡等症。

酸枣仁养阴血、益心肝、安定心神，主要用于血虚不能养心或虚火上炎出现的心悸失眠等症，往往与茯苓、柏子仁、丹参、熟地等同用。

2. 用于虚汗。

酸枣仁有收敛止汗的功能，治虚汗可与牡蛎、浮小麦等同用。

◎ 处方用名

炒枣仁（炒微焦用，用时打碎）、生枣仁（生用，用时打碎）。

◎ 用法用量

内服：煎汤，6～15克；研末，每次3～5克；或入丸、散。

◎ 名方良方

治胆风毒气，虚实不调，昏沉睡多：酸枣仁（生用）30克，全梃蜡茶60克，以生姜汁涂炙，令微焦，捣罗为散。每服6克，水煎温服。本方出自《简要济众方》。

治睡中盗汗：酸枣仁、人参、茯苓各等份。上药研为细末，每次以米饮送服5克。本方出自《普济方》。

◎ 药典论述

《本草纲目》："酸枣仁，甘而润，故熟用疗胆虚不得眠，烦渴虚汗之证；生用疗胆热好眠。皆足厥阴、少阳药也，今人专以为心家药，殊昧此理。"

《本经》："主心腹寒热，邪结气聚，四肢酸疼，湿痹。"

◎ 养生药膳

⊙ 枣仁粳米粥

配　方：酸枣仁50克，粳米150克。

制　作：1. 将枣仁炒熟放入锅中加水适量、煎取浓汁。

2. 把粳米洗净，放入锅内，倒入药汁，加水煮粥，至黏稠即可。

功　效：宁心安神。

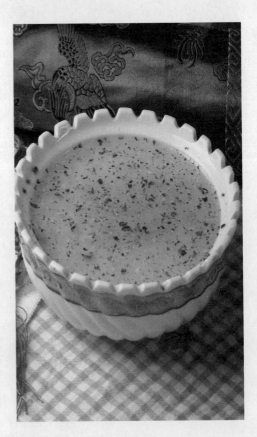

〇 柏子仁

【药用】

本品为柏科植物侧柏的种仁。

【性味与归经】

甘、辛，平。入心、肝、肾经。

【功效】

养心安神，润肠通便。

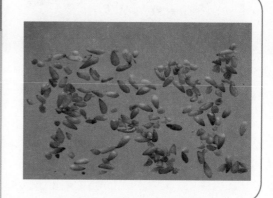

◎ 临床应用

1. 用于虚烦失眠、心悸怔忡等症。

柏子仁滋养阴血，功能养心安神，常与酸枣仁、生地等药治疗血不养心、虚烦不眠之症。

2. 用于肠燥便秘。

柏子仁质地滋润，有润肠之功，故可用于阴虚、年老、产后等肠燥便秘之症，临床多配合大麻仁、胡桃肉等同用。

◎ 处方用名

柏子仁（用时打碎）。

◎ 用法用量

内服：煎汤，10～15克；便溏者制霜用；或入丸、散。外用：适量，研末调敷；或鲜品捣敷。

◎ 名方良方

治老人虚秘：柏子仁、大麻子仁、松子仁等份。同研，熔白蜡丸桐子大。每次20～30丸，饭前以少黄丹汤送下。本方出自《本草衍义》。

治血虚有火，月经耗损，渐至不通，羸瘦而生潮热，及室女思虑过度，经闭成瘀：柏子仁（炒，另研）、牛膝、卷柏各15克，泽兰叶、川续断各60克，熟地黄90克。上药研为细末，炼蜜和丸，如梧桐子大。每服33丸，空腹以米汤送下，兼服泽兰汤。本方名为柏子仁丸，出自《妇人良方》。

◎ 药典论述

《本经》："主惊悸，安五藏，益气，除湿痹。"

《本草纲目》："养心气，润肾燥，益智宁神；烧沥治疥癣。"

◎ 养生药膳

⊙ 柏子仁烧元鱼

配　方：元鱼1只，柏子仁、栗子各30克。

制　作：元鱼宰杀好去尽内脏，用热

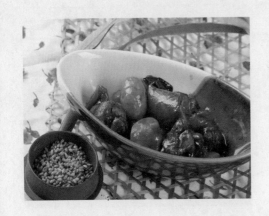

水烫下，把外面黑皮去净，剁成小块飞水待用。锅内放少许油，下葱姜煸香，放入元鱼、栗子、柏子仁、盐、味精等调好口味，加热水没过原料大火烧开，转中火炖制，汤汁收浓肉软烂即可。

功　效：滋阴益肾，养心安神。

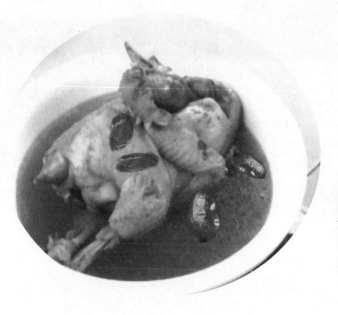

第十六章

收敛药

凡具有收敛固涩作用，可以治疗各种滑脱症候的药物，称为收敛药，又叫收涩药。

滑脱的病症，主要有自汗盗汗，久泻久痢，久咳虚喘，遗精滑精，溲多遗尿，白带日久，失血崩漏等症。因为滑脱诸症，如不及时收招，可引起元气日衰，或变生他症。所以，《本草纲目》说："脱则散而不收，故用酸涩之药，以敛其耗散。"

本章药物具有敛汗，止泻，固精，缩小便，止带，止血，止嗽等作用。凡属外感实邪未解或泻痢、咳嗽初起时不宜早用，以免留邪。

○ 山茱萸

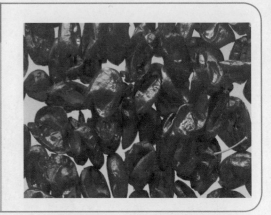

【科属与药用部分】

本品为山茱萸科植物山茱萸的成熟果肉。

【性味与归经】

酸、涩，微温。入肝、肾经。

【功效】

补益肝肾，涩精，敛汗。

山萸肉微温而不热，是一味平补阴阳的药品，不论阴虚或阳虚，都可配用。它既能补益肝肾，又能收敛固涩；能补能涩，是它的又一特点。

本品经炮制后，形如黑枣的皮，故有些地区称作"枣皮"。由于它酸涩收敛，如内有湿热、小便不利者不宜应用。

◎ 临床应用

1. 用于肝肾不足，头晕目眩，耳鸣，腰酸等症。

山茱萸功能补肝益肾，凡肝肾不足所致的眩晕、腰酸等症，常与熟地、枸杞子、菟丝子、杜仲等配伍同用。

2. 用于遗精，遗尿，小便频数，及虚汗不止等症。

山茱萸酸涩收敛，能益肾固精。对肾阳不足引起的遗精、尿频均可应用，常配合熟地、菟丝子、沙苑蒺藜、补骨脂等同用；对于虚汗不止，本品又有敛汗作用，可与龙骨、牡蛎等同用。

此外，本品又能固经止血，可用治妇女体虚、月经过多等症，可与熟地、当归、白芍等配伍应用。

◎ 处方用名

山萸肉、净萸肉、山茱萸（蒸熟用）。

◎ 用法用量

内服：煎汤，5～10克；或入丸、散。

◎ 名方良方

治风痹游走无常处，亦治血痹：山茱萸（炒）37克，牛膝（去苗，酒浸、焙）、泽泻、山芋、草薢各30克，生干地黄（焙）75克，茵陈（去粗茎）15克，天雄（炮裂、去皮、脐）、蛴螬（微炒）、干漆（炒烟出）、狗脊（去毛）、白术、车前子、地肤子各22克。上药为细末，炼蜜为丸，如梧桐子大。每服 20～30 丸，温酒送下，每日 3 次。本方名为山茱萸丸，出自《圣济总录》。

◎ 药典论述

《本经》：“主心下邪气，寒热温中，逐寒湿痹，去三虫。”

《别录》：“强阴益精，安五藏，通九窍，止小便利。”

◎ 养生药膳

⊙ 萸肉蒸鸡

配　方：山茱萸肉 20 克，鸡 1 只，淮山药 30 克，葱、姜适量。

制　作：山茱萸肉去核洗净，鸡去净内脏洗净，加入盐、味、料酒、酱油、五香粉、糖、葱姜，抓匀腌渍 30 分钟，然后在鸡肚子里加山茱萸肉、山药，上笼置于武火蒸 45 分钟，鸡肉软烂即可食用。

功　效：补益肝肾，温中益气，补精添髓。

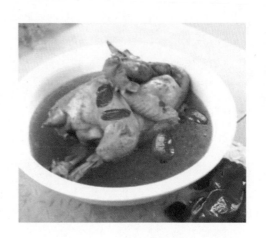

○ 五味子

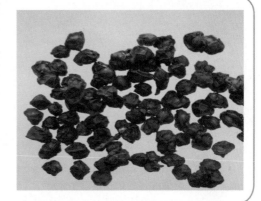

【科属与药用部分】

本品为木兰科植物北五味子的成熟果实。

【性味与归经】

酸，温。入肺、肾经。

【功效】

敛肺滋肾，生津敛汗，涩精止泻。

223

五味子味酸收敛，性温而不热不燥，临床上常用它敛肺、止汗、涩精、止泻，都是取它收涩的功效，故凡表邪未解而有实热者，不宜应用。至于素有寒饮，而又外感风寒，出现咳嗽喘急、痰多稀薄等症，可用本品与温肺散寒的干姜、细辛等配伍，一收一散，一方面可防肺气耗散太过，另一方面又可防止敛肺遏邪的弊害。

◎ 临床应用

1. 用于久嗽虚喘。

五味子能上敛肺气，下滋肾阴，对肺肾两亏所致的久咳虚喘，可收止咳平喘的效果，常配党参、麦冬、熟地、山萸肉等同用。

2. 用于津少口渴、体虚多汗等症。

本品能生津止渴、固涩敛汗。常可配麦冬、生地、天花粉等用治津少口渴；可配党参、麦冬、浮小麦、牡蛎等治体虚多汗，无论阳虚自汗，阴虚盗汗，均能应用。

3. 用于精滑不固，小便频数，久泻不止等症。

五味子能益肾固精、涩肠止泻。治梦遗滑精、小便频数等症，可与桑螵蛸、菟丝子等同用；治久泻，可与补骨脂、肉豆蔻等同用。

◎ 处方用名

北五味、五味子（蒸熟用）。

◎ 用法用量

内服：煎汤，3～6克；研末：每次1～3克；熬膏；或入丸、散。外用：研末掺；或煎水洗。

◎ 名方良方

治肺虚咳嗽、短气，或肾虚遗精、滑精、虚羸少气：五味子250克，加水煎汁，浓缩成稀膏，加等量蜂蜜，以小火煎沸，待冷却成膏备用。每次服药膏1～2匙，空腹时沸水冲服。本方名为五味子膏，出自《本草衍义》。

治脾肾虚寒有腹泻，久泻不止：五味子18克，吴茱萸6克。上药一同炒香，研为细末。每次6克，以米汤送服，每日2次。本方名为五味子散，出自《本事方》。

◎ 药典论述

《本经》："主益气，咳逆上气，劳伤羸瘦，补不足，强阴，益男子精。"

《本草备要》："性温，五味具备，酸咸为多，故专收敛肺气而滋肾水，益气生津，补虚明目，强阴涩精，退热敛汗，止呕住泻，宁嗽定喘，除烦渴。"

◎ 养生药膳

⊙ 五味灵芝菇

配　方：五味子10克，灵芝菇500克，鲍汁适量。

制　作：先把五味子放笼屉蒸20分钟，取药汁备用，锅中加奶汤煮制灵芝菇入味后取出，放入盘中，锅中加鲍汁，再加入五味子和蒸好的药汁勾好芡淋在灵芝菇上即可食用。

功　效：益肾生津。

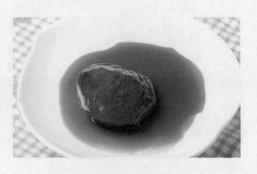

○ 乌梅

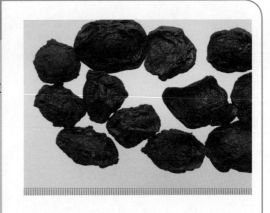

【药用部分】

本品为蔷薇科植物梅的经加工的未成熟果实。

【性味与归经】

酸，平。入肝、脾、肺、大肠经。

【功效】

敛肺，涩肠，生津，安蛔。

◎ 临床应用

1. 用于久咳不止。

乌梅敛肺而止咳，对于久咳不止，痰液稀少等症，可与罂粟壳、半夏、杏仁等药配伍应用。

2. 用于久泻久痢。

乌梅又有涩肠止泻作用，治疗泻痢日久不止，常与肉豆蔻、诃子、苍术、茯苓等配伍。

3. 用于虚热口渴。

乌梅能生津止渴，可治气阴两虚的烦热口渴及暑热烦渴，可与天花粉、葛根、麦冬、人参、黄芪等药同用。

4. 用于蛔虫为患所致的呕吐腹痛等症。

乌梅味酸，蛔得酸则伏，故能和胃安蛔，常与黄连、黄柏、干姜、细辛、花椒、附子等配伍，治蛔厥腹痛。

本品外用，又可用于牙关紧闭，以乌梅肉擦之；用于外疡胬肉，以乌梅炭研末外敷。

◎ 处方用名

乌梅、大乌梅（带核用）、乌梅肉（去核用，用量宜小）。

◎ 用法用量

内服：煎汤，6～12克；或入丸、散。外用：煅研干撒或调敷。

◎ 名方良方

治大便下血不止：乌梅150克（烧存性），为末，用好醋调为米糊丸，如梧桐子大。每服70丸，空腹以米汤送服。本方出自《济生方》，兼治血尿。

治妇人血崩：乌梅适量，烧灰为末，以乌梅汤调下。本方出自《妇人良方》。

治小儿头疮，积年不瘥：乌梅肉，烧灰细研，以生油调涂之。本方出自《圣惠方》。

◎ 药典论述

《本草纲目》："敛肺涩肠，止久嗽泻痢，……蛔厥吐利。"

《本经逢原》："乌梅酸收，益津开胃，能敛肺涩肠，止呕敛汗，定喘安蛔。"

◎ 养生药膳

⊙ 乌梅雪梨粥

配　方：乌梅50克，雪梨200克，糯米150克，冰糖适量。

制　作：1.乌梅洗净去核，梨去皮切丁，糯米洗净备用。

2.锅中放水煮糯米20分钟后下入乌梅、雪梨、冰糖继续煮20分钟即可。

功　效：清热生津，润肺化痰。

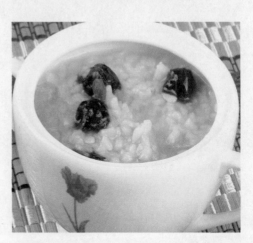

○ 莲子

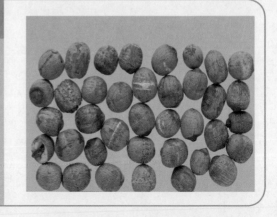

【科属与药用部分】

本品为睡莲科植物莲的种子。

【性味与归经】

甘、涩，平。入脾、肾、心经。

【功效】

养心安神，益肾固涩，健脾止泻。

◎ 临床应用

1. 用于心悸，虚烦失眠等症。

莲子能养心宁神，常配合茯苓、酸枣仁、柏子仁等药，用于心悸，失眠等症。

2. 用于肾虚遗精，崩漏，带下等症。

莲子益肾，且有固涩作用，对下元虚损的遗精、崩带等症，常配合沙苑、蒺藜、菟丝子、芡实、山药、牡蛎等同用。

3. 用于脾虚久泻。

莲子能健脾而固肠，用治脾虚久泻，常配合白术、茯苓、淮山药等同用。

◎ 处方用名

湘莲肉、建莲肉、莲子肉（打碎用）。

◎ 用法用量

内服：煎汤，6 ~ 15 克；或入丸、散。

◎ 名方良方

治下痢饮食不入，俗名噤口痢：鲜莲肉 50 克，黄连 15 克，人参 15 克。水煎浓，药汁慢慢咽下。本方出自《本草经疏》。

治久痢不止：老莲子（去心）100 克，为末，每服 3 克，陈米汤调下。本方出自《世医得效方》。

◎ 药典论述

《食疗本草》："主五藏不足，伤中，益十二经脉血气。"

《本草纲目》："交心肾，厚肠胃，固精气，强筋骨，补虚损……止脾泄久痢，赤白浊，女人带下崩中诸血病。"

◎ 养生药膳

⊙ 莲子桂圆粥

配　方：莲子 30 克，桂圆肉 30 克，红枣 8 颗，糯米 150 克，白糖适量。

制　作：莲子去芯，桂圆肉用清水洗净，红枣去核洗净。锅上火加适量的水烧开，加入糯米煮上 5 ~ 8 分钟后，加入莲子、桂圆、红枣，烧开后，用小火煮至 30 ~ 35 分钟加白糖即可。

功　效：补脾益肾。

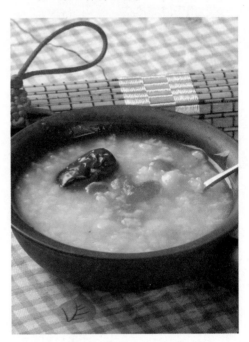

○ 肉豆蔻

【科属与药用部分】

本品为肉豆蔻科植物肉豆蔻的种仁。

【性味与归经】

辛，温。入脾、胃、大肠经。

【功效】

涩肠止泻，温中行气。

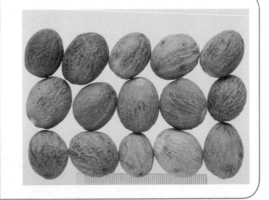

◎ 临床应用

1. 用于久泻不止。

肉豆蔻善能温理脾胃，长于固涩，可涩肠以止泻，常合干姜、党参、白术等用于脾虚久泻；对脾肾虚寒泄泻，亦可应用，多配补骨脂、五味子、吴茱萸同用。

2. 用于脘腹冷痛。

肉豆蔻虽为收涩之品，然温中行气止痛的作用亦属不弱，故又可配木香、吴茱萸等药用于脾胃虚寒、气滞腹痛等症。

◎ 处方用名

肉豆蔻、肉果、煨肉果（用麸皮炒至老黄色，肉捣碎用）。

◎ 用法用量

内服：煎汤，1.5～6克；或入丸、散。

◎ 名方良方

治脾虚泄泻、肠鸣不食：肉豆蔻1枚，剜一个小洞，放三小块乳香，外面用面包裹上，上火煨烧，以面熟为度，去面，将肉豆蔻碾为细末。每次取3克，以米汤送服。小儿用量减半。本方名为肉豆蔻散，出自《杨氏家藏方》。

治水湿胀如鼓，不食者，病可下：肉豆蔻、槟榔、轻粉各0.3克，黑牵牛45克，取头末。上药为末，以面粉制成药丸，如绿豆大。每服10～20丸，每日3次，以连翘汤送服。本方名为肉豆蔻丸，出自《宣明论方》。

◎ 药典论述

《开宝本草》："主温中消食，止泄，治积冷心腹胀痛，霍乱中恶。"

《本草纲目》："暖脾胃，固大肠。"

◎ 养生药膳

⊙ 肉豆蔻莲子粥

配　方：肉豆蔻5克，莲子（去芯）50克，大米350克。

制　作：将肉豆蔻洗净，莲子洗净，大米洗净，加水适量烧沸以小火熬煮至熟即可。

功　效：温中消食，益肾养心。

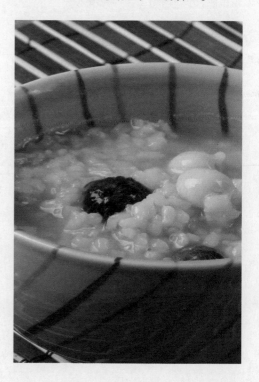

○ 诃子

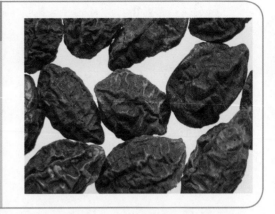

【科属与药用部分】

本品为使君子科植物诃子的成熟果实。

【性味与归经】

苦、酸、涩，平。入肺、大肠经。

【功效】

涩肠止泻，敛肺利咽。

诃子一药，主要用于久咳、久泻等症。它酸收而苦降，除能敛肺止咳、治肺虚咳喘外，对久嗽之症而兼有火邪者，也可酌情配用。但因它长于收涩，对于咳嗽泻痢初起、实邪尚盛者，不宜使用。

◎ 临床应用

1. 用于久泻久痢，脱肛等症。

诃子酸收固涩，能敛涩大肠，以制止腹泻，适用于痢疾、泄泻等病症邪气已衰而久泻不止者，以及因久泻而引起的脱肛等症。对于痢疾腹痛而偏热者，可配黄连、木香等同用；对于久泻久痢而偏寒者，可配干姜、肉豆蔻等同用；如因泻痢日久、气阴两伤，须配益气健脾养阴的药物如党参、茯苓、莲肉、甘草、石斛、白芍等品同用。

2. 用于肺虚喘咳或久嗽失声等症。

诃子能敛肺下气，又可苦泄降火。治肺虚久咳、动则气促，可与党参、麦冬、五味子等配伍；治痰火郁肺、久嗽失声，可与瓜蒌皮、青黛、川贝母、桔梗、玄参、甘草等同用。

◎ 处方用名

诃子、诃黎勒、诃子肉（生用，捣碎，一般用于敛肺降火）、煨诃子（用麸皮拌炒至微焦用，用于涩肠止泻）。

◎ 用法用量

内服：煎汤，3 ~ 6克；或入丸、散。敛肺清火宜生用，涩肠止泻宜煨用。

◎ 名方良方

治嗽，气嗽久者亦主之：生诃黎 1 枚，含之咽汁。瘥后口爽不知食味，却煎槟榔汤 1 碗服之。本方出自《经验方》。

治失声，不能言语者：诃子（半炮半生）四个，桔梗（半炙半生）30 克，甘草（半炙半生）60 克。上为细末，每服 6 克，用童子小便 200 毫升同水 200 毫升，煎至五七沸，温服。本方名为诃子汤，出自《宣明论方》。

◎ 药典论述

《新修本草》："治咳嗽咽喉不利，含三数枚殊胜。"

《本草衍义补遗》："实大肠，敛肺降火。"

◎ 养生药膳

⊙ 诃子绿豆丝瓜粥

配　方：诃子 10 克，绿豆 15 克，丝瓜 25 克，粳米 50 克。

制　作：诃子洗净捣碎，绿豆洗净，丝瓜洗净切丁，粳米备用洗净，锅中加少量的水并把诃子、绿豆、粳米用武火煮 25 分钟，后放丝瓜再煮 15 分钟即可。

功　效：清肠止泻，清热解毒，消炎。

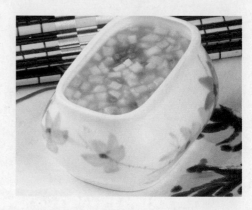

○ 芡实

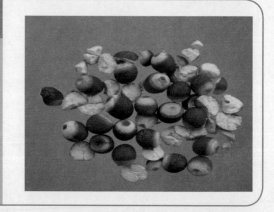

【科属与药用部分】

本品为睡莲科植物芡的种仁。

【性味与归经】

甘、涩，平。入脾、肾经。

【功效】

益肾固精，健脾止泻，祛湿止带。

芡实有收敛固精等功效，适用于慢性泄泻和小便频数，梦遗滑精，妇女带多腰痛等。同时具有很高的食疗价值，自古就是我国防止未老先衰之良物。

◎ 临床应用

1. 用于肾虚精关不固，梦遗滑精，小便失禁等症。

芡实益肾而长于收涩，能固下元，故可涩精缩尿，用治梦遗滑精、小便失禁等症，常与金樱子、桑螵蛸、菟丝子等配伍同用。

2. 用于脾虚不运、腹泻不止等症。

芡实为滋补敛涩的药品，能扶脾以止泻，治脾虚久泻，常与山药、茯苓、党参、白术等药配合应用。

3. 用于妇女白带。

本品能健脾而祛湿，且可固涩而止带，故常用于妇女白带，不论属于湿热带下或脾肾两亏的体虚带下，都可应用。配白果、黄柏、车前子等治湿热带下；配山药、菟丝子、海螵蛸、牡蛎等治体虚白带。

◎ 处方用名

芡实、南芡实、苏芡实、北芡实（打碎用）。

◎ 用法用量

内服：煎汤，15 ~ 25 克；或入丸、散。

◎ 名方良方

治精滑不禁：沙苑蒺藜（炒）、芡实（蒸）、莲须各 60 克，龙骨（酥炙）、牡蛎（盐水煮 24 小时，煅粉）各 30 克。上味共为末，莲子粉糊为丸，盐汤下。本方名为金锁固精丸，出自《医方集解》。

治老幼脾肾虚热及久痢：芡实、山药、茯苓、白术、莲肉、薏苡仁、白扁豆各 120 克，人参 30 克。上味俱炒燥为末，取药少许，以白开水送服。本方出自《方脉正宗》。

◎ 药典论述

《本经》："主治湿痹腰脊膝痛，补中，除暴疾，益精气。"

《本草纲目》"止渴益肾，治小便不禁，遗精，白浊，带下。"

◎ 养生药膳

⊙ 芡实糯米粥

配　方：芡实 30 克，鲜白果 7 颗，糯米 120 克。

制　作：芡实洗净浸泡 10 小时，白果去外衣切片，糯米洗净备用，砂锅加水煮开后放糯米、芡实、白果熬至黏稠且熟烂即可。

功　效：固肾涩精，敛肺止咳。

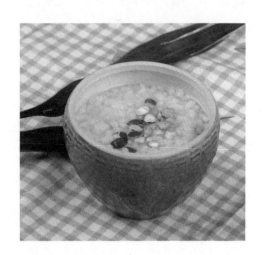

○ 白果

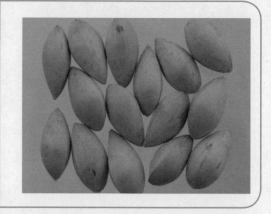

【科属与药用部分】

本品为银杏科植物银杏的种子。

【性味与归经】

甘、苦，平。有小毒。入肺经。

【功效】

定痰喘，止带浊。

白果能敛肺气、定痰喘、止带浊、缩小便，具有通畅血管、保护肝脏、改善大脑功能等功效。

◎ 临床应用

1. 用于咳嗽痰多气喘。

白果能敛肺止咳而定痰喘，适用于咳嗽气急较剧的症候，在临床上常与麻黄、甘草等药配伍，用治哮喘咳嗽等病症；如兼有肺热现象，可再加桑白皮、黄芩等清肺药品。

2. 用于白带、白浊及小便频数等症。

白果长于固涩，故可止带浊、缩小便，常与芡实、莲肉等配伍同用。

◎ 处方用名

白果（带壳，打碎，生用）、白果肉（打碎，去壳，生用）。

◎ 用法用量

内服：煎汤，3～9克；或捣汁。外用：适量，捣敷；或切片涂。

◎ 名方良方

治哮喘：白果（去壳砸碎，炒黄色）21枚，麻黄9克，苏子6克，甘草3克，款冬花9克，杏仁（去皮尖）4.5克，桑皮（蜜炙）9克，黄芩（微炒）4.5克，法制半夏9克。上药加水3杯，煎至2杯，取汁。分2次服用，每次1杯，不拘时。本方名为定喘汤，出自《摄生众妙方》。

治酒渣鼻：银杏、酒醪糟各适量，一同嚼烂，夜间睡前涂患处，早晨起来洗净。本方出自《医林集要》。

◎ 养生药膳

⊙ 白果银耳羹

配　方：白果仁30克，川贝6克，银耳30克，冰糖20克。

制　作：1. 白果仁用沸水煮10分钟去外衣备用。

2. 银耳温水泡发，去根和杂质。

3. 将白果、银耳、川贝一同放入砂锅内烧沸后小火炖30分钟即可。

功　效：止咳平喘，润肺化痰。